Herrn Prof. Huber [BX II

mit freundl. Empfehlung

R. Oldsich

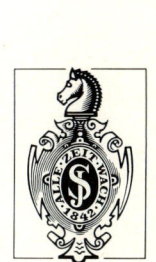

an R. Olärie 25.2.88
21
68 Maschen 1, I5,
Postfach 5970
Tel. (0627) 17031

Prospektive Verlaufsforschung in der Psychiatrie

Herausgegeben von R. K. Olbrich

Mit 32 Abbildungen und 22 Tabellen

Springer-Verlag
Berlin Heidelberg New York
London Paris Tokyo

Prof. Dr. Dr. Robert K. Olbrich
Zentralinstitut für Seelische Gesundheit
J 5, D-6800 Mannheim 1

ISBN 3-540-18470-8 Springer-Verlag Berlin Heidelberg New York
ISBN 0-387-18470-8 Springer-Verlag New York Berlin Heidelberg

CIP-Kurztitelaufnahme der Deutschen Bibliothek
Prospektive Verlaufsforschung in der Psychiatrie / hrsg. von R. K. Olbrich.
– Berlin; Heidelberg; New York; London; Paris; Tokyo: Springer, 1988
    ISBN 3-540-18470-8 (Berlin ...) Gb.
    ISBN 0-387-18470-8 (New York ...) Gb.
NE: Olbrich, Robert K. [Hrsg.]

Gesamtherstellung: Brühlsche Universitätsdruckerei, Gießen
2125/3130-543210

Als Ausdruck ihrer Verbundenheit
haben Herausgeber und Autoren dieses Buch
Herrn Professor Dr. med. Dr. phil. Heinz Häfner
zu seinem 60. Geburtstag gewidmet.

Vorwort

Für wenige Fächer der Medizin hat prospektive Verlaufsforschung einen ähnlich hohen Stellenwert wie für die psychiatrische Disziplin. Es gibt Fragestellungen, die sich nur unter Verwendung dieses Forschungsinstruments bearbeiten lassen. Dies gilt etwa für die Systematiken psychiatrischer Krankheiten. Da der Psychiatrie geeignete biologische Indizes in weiten Bereichen nicht zur Verfügung stehen, kommt dem Krankheitsverlauf bei nosologischen Abgrenzungen und der Bildung von Krankheitseinheiten mitunter eine Schlüsselposition zu.

Verlaufsforschung ist aber auch ein sehr mühevolles Unternehmen. Die Ressourcen der Forschungsförderer wie die Stamina des Forschers werden durch Untersuchungen, die, lege artis durchgeführt, Jahre oder auch Jahrzehnte in Anspruch nehmen, in einem ganz außerordentlichen Maße strapaziert. Dies erklärt, warum die Anzahl prospektiver Longitudinalstudien verglichen mit der explosionsartigen Entwicklung manch anderer Forschungszweige der Psychiatrie auch heute noch trotz eines unverkennbaren Aufschwungs in den letzten 15 Jahren gering ist.

Das vorliegende Buch will prospektive Verlaufsforschung in der Psychiatrie zur Darstellung bringen, so wie uns das Fach in einigen zentralen Bereichen Mitte der 80er Jahre entgegentritt. Autoren, die ihr Gebiet in Westeuropa seit langem führend vertreten, geben einen "state of the art" in Grundsatzreferaten. Ergänzt werden diese Berichte durch thematisch korrespondierende Beiträge aus dem Mannheimer Zentralinstitut für Seelische Gesundheit, in denen verschiedene Arbeitsgruppen aktuelle Forschungsprojekte skizzieren. Wir hoffen, daß es mit der gewählten Mischung der Beiträge gelungen ist, etwas von dem Erreichten und von den Entwicklungsmöglichkeiten prospektiver Verlaufsforschung zu vermitteln. Auf diese Weise soll ihre Relevanz für die Psychiatrie deutlich werden.

Herausgeber und Autoren haben das Buch Herrn Professor Dr. Dr. Heinz Häfner, Direktor des Zentralinstituts für Seelische Gesundheit, aus Anlaß seines 60. Geburtstages zugeeignet. Seine wissenschaftlichen Arbeiten haben sehr früh in konsequenter Weise prospektive Verfahren zur Geltung gebracht. Im

SFB 116 „Psychiatrische Epidemiologie", dem seit 1979 am Zentralinstitut angesiedelten Sonderforschungsbereich, wurden Untersuchungen mit Longitudinalcharakter modellhaft durchgeführt. Mit der Widmung soll die Tätigkeit einer Person gewürdigt werden, deren Wirken die Entwicklung prospektiver Verlaufsforschung in der Bundesrepublik Deutschland maßgeblich beeinflußt hat.

Unser besonderer Dank gilt Herrn Dr. Th. Thiekötter vom Springer-Verlag für sein Interesse und das große Engagement, das er unserem Publikationsvorhaben entgegengebracht hat. Frau E. Strauss danke ich für ihre tatkräftige Hilfe bei der redaktionellen Überarbeitung der einzelnen Teile des Buches.

Mannheim, Herbst 1987   R. K. OLBRICH

Inhaltsverzeichnis

Der Verlauf der Schizophrenie und seine Evaluation.
J. K. Wing 1

Prospektive Verlaufsuntersuchungen zur Schizophrenie
seit dem 2. Weltkrieg: Eine Literaturrecherche.
R. K. Olbrich und E. Strauss. Mit 1 Tabelle 11

Einflüsse auf den Verlauf schizophrener Psychosen.
P. Berner und R. Strobl. Mit 3 Abbildungen 21

Dimensionen der Psychopathologie und sozialen
Anpassung im natürlichen Verlauf schizophrener
(Erst-)Erkrankungen.
H. Biehl, K. Maurer und C. Schubart.
Mit 13 Abbildungen und 2 Tabellen 39

Die Wirksamkeit extramuraler psychiatrischer Versorgung
als Gegenstand wissenschaftlicher Untersuchung: Design,
Operationalisierung und Methodik.
W. an der Heiden und B. Krumm. Mit 3 Abbildungen . 57

Depressive Syndrome in einer Kohorte junger
Erwachsener im Längsschnitt.
J. Angst und A. Dobler-Mikola. Mit 2 Abbildungen und
15 Tabellen 67

Verlauf und Ausgang psychischer Störungen im Alter.
H. Bickel. Mit 5 Abbildungen und 1 Tabelle 83

Der Verlauf schizophrener und depressiver Syndrome
unter Pharmakotherapie.
H. Heimann. Mit 1 Tabelle 99

Biochemische Veränderungen bei affektiven Erkrankungen
als Aspekte biologisch-psychiatrischer Verlaufsforschung.
W. E. Müller. Mit 6 Abbildungen und 2 Tabellen . . . 107

Sachverzeichnis 121

Autorenverzeichnis

Angst, J., Prof. Dr., Psychiatrische Universitätsklinik Zürich, Lenggstr. 31, CH-8029 Zürich 8

Berner, P., Prof. Dr., Psychiatrische Universitätsklinik Wien, Lazarettgasse 14, A-1097 Wien

Bickel, H., Dr., Zentralinstitut für Seelische Gesundheit, J 5, D-6800 Mannheim 1

Biehl, H., Dr., Zentralinstitut für Seelische Gesundheit, J 5, D-6800 Mannheim 1

Dobler-Mikola, A., Dr., Psychiatrische Universitätsklinik Zürich, Lenggstr. 31, CH-8029 Zürich 8

Heiden, W. an der, Dr., Zentralinstitut für Seelische Gesundheit, J 5, D-6800 Mannheim 1

Heimann, H., Prof. Dr., Psychiatrische Universitätsklinik Tübingen, Osianderstr. 22, D-7400 Tübingen

Krumm, B., Dr., Zentralinstitut für Seelische Gesundheit, J 5, D-6800 Mannheim 1

Maurer, K., Dr., Zentralinstitut für Seelische Gesundheit, J 5, D-6800 Mannheim 1

Müller, W. E., Prof. Dr., Zentralinstitut für Seelische Gesundheit, J 5, D-6800 Mannheim 1

Olbrich, R. K., Prof. Dr. Dr., Zentralinstitut für Seelische Gesundheit, J 5, D-6800 Mannheim 1

Schubart, C., Dr., Zentralinstitut für Seelische Gesundheit, J 5, D-6800 Mannheim 1

Strauss, E., Zentralinstitut für Seelische Gesundheit, J 5,
    D-6800 Mannheim 1

Strobl, R., Dr., Psychiatrische Universitätsklinik Wien,
    Währinger Gürtel 18–20, A-1090 Wien

Wing, J. K., Prof. Dr., MRC Social Psychiatry Unit,
    Institute of Psychiatry, De Crespigny Park,
    London SE5 8AF, United Kingdom

Der Verlauf der Schizophrenie und seine Evaluation

J. K. WING

Wenn wir den Verlauf einer Erkrankung untersuchen wollen, sollten wir zwei Formen der Abweichung von Normalität im Blick haben: die biologische und die soziale. Unseren Theorien von Krankheit liegt das biologische Konzept zugrunde (Wing 1978). Je mehr wir über die Faktoren wissen, die die strukturelle Integrität des Nervensystems aufrechterhalten, und über jene, die das neurophysiologische Funktionieren regulieren, um so eher werden wir in der Lage sein, Theorien zu formulieren, die klinische Syndrome als Ausdruck zugrundeliegender Störungen neuronaler homöostatischer Systeme erklären. Interventionen (wie z. B. therapeutische Bemühungen), die das Ungleichgewicht der wesentlichen funktionalen Systeme korrigieren oder einen Verlust grundlegender Funktionen kompensieren, werden den „natürlichen" Verlauf der Erkrankung beeinflussen.

Dieses fundamentale Wissen haben wir uns im Laufe der Jahrhunderte nur sehr langsam erworben. Das Tempo des Fortschritts in der gesamten klinischen Medizin hat sich in den vergangenen 100 Jahren in einem erstaunlichen Maß beschleunigt; dennoch gibt es, gerade auch in unserer Disziplin, immer noch Gebiete, wo wir die Mechanismen nur ansatzweise verstanden haben, die klinischen Störungen zugrunde liegen. Als M. Bleuler (1972) die wenigen Vorschläge zur primären Prävention der Schizophrenie machte, zu denen er sich berechtigt fühlte, tat er das mit der Bemerkung: „Sie sind aber winzige Körnchen Wissen in einem Meer von Nicht-Wissen". Sein Kommentar hätte auch volle Berechtigung im Hinblick auf unser Wissen über die Neurobiologie der Schizophrenie. Mit einiger Sicherheit können wir vielleicht davon ausgehen, daß die kleinen Nuggets unseres Wissens eine Goldader anzeigen, die einmal alle Anstrengungen voll rechtfertigen wird, die wir jetzt in ihre Entdeckung investieren.

Unterdessen bleibt uns, was den Verlauf der Schizophrenie angeht, nicht viel mehr als unsere klinische Beobachtung. Daß hier unser Wissen und Verstehen nicht gar zu bescheiden sind, verdanken wir den tiefgehenden Einsichten von Menschen wie Kraepelin, Jaspers und Kurt Schneider. Wir brauchen nicht wieder ganz am Nullpunkt zu beginnen, wie es uns zahlreiche zeitgenössische Kritiker der Psychiatrie nahelegen. Wir erkennen nämlich vertraute Muster in der Entwicklung der Erfahrungen, die uns psychisch Kranke aus ihrem Erleben berichten, und in den damit zusammenhängenden Aspekten ihres Verhaltens, ihrer sprachlichen Äußerungen und ihrer Affektivität. Unsere Konzepte zum Verlauf der Schizophrenie sind zum großen Teil von solchen Beobachtungen abgeleitet, wie sie bei den Zwischenerhebungen langfristiger Follow-up-Studien immer wieder gemacht worden sind.

Ich will auf deren Ergebnisse hier nicht im einzelnen eingehen. Ich habe den Eindruck, daß drei jüngere, zunächst in deutscher Sprache publizierte Arbeiten – die von M. Bleuler (1972), L. Ciompi u. C. Müller (1976) und Huber et al. (1979) –, so verschieden sie in Anlage und Methodik sein mögen, ein Panorama des Krankheitsverlaufs von bemerkenswerter Geschlossenheit zeichnen. Möglicherweise bin ich in dieser Sichtweise allerdings dadurch beeinflußt, daß wir, kurz nach der Einführung der Phenothiazine, selbst eine Fünfjahresuntersuchung durchführten, deren Ergebnisse auf ganz ähnliche Weise resümiert werden können.

Zusammengefaßt und vereinfacht lauten M. Bleulers Schlußfolgerungen: An die 20–25% der Patienten mit der Hauptdiagnose Schizophrenie erholen sich gut; weitere 20–25% sind therapieresistent; das Ergehen der verbliebenen 50–60% hängt entscheidend davon ab, welcher Art die Hilfen sind, die sie erhalten.

Wenn wir die Bedeutung dieser Befunde verstehen wollen, müssen wir uns dem zweiten Konzept von Normalität zuwenden, das sozialer und nicht biologischer Natur ist. Was in einer bestimmten Kultur oder Subkultur als normal angesehen wird, ist sehr unterschiedlich. Wir wissen alle, daß es unsinnig wäre, von in Mannheim an ein normales Sozialverhalten gestellten Erwartungen auf die Erwartungen in Samarkand oder Timbuktu zu schließen. In einem von Hunger dezimierten afrikanischen Dorf wird man nicht mit hoher Priorität die Art von Hilfe leisten, die psychisch Behinderten die höchstmögliche Lebensqualität erreichbar machen würde. Und sogar in Mannheim müssen Sie in dieser Hinsicht von immer anderen Maßstäben ausgehen.

Ein Zustandsbild wie die Schizophrenie, die wir nur an ihren klinischen Manifestationen erkennen – und sogar die sind umstritten –, ist besonders anfällig für den kritischen Einwand, sie sei ein willkürliches Konstrukt, in hohem Maß abhängig vom kulturellen Umfeld, in dem es entstanden ist und noch verteidigt wird. Der radikalste Angriff auf das medizinische oder genauer das Krankheitsmodell der Schizophrenie bleibt in der Hauptsache deshalb erfolglos, weil er auf einer Ablehnung des Grundsatzes beruht, der die Hypothesenprüfung mittels wissenschaftlicher Beobachtung fordert. Es gibt jedoch eine – weniger radikale – Kompromißposition, die eine Interaktion zwischen biologischen und sozialen Normalitätskonzepten und die Einflüsse der Umwelt auf den Krankheitsverlauf berücksichtigt.

Eine Gleichsetzung von mangelnder sozialer Anpassung und seelischer Krankheit ist jedoch einzig durch die Formulierung präziser und reliabler Diagnosekriterien für seelische Störungen zu vermeiden, die sich eben nicht ausschließlich von sozialen Definitionen einer Normabweichung herleiten.

Störungen der sozialen Anpassung können auf Behinderungen beruhen, die der Schizophrenie oder einer anderen Erkrankung „intrinsisch" sind. Ebenso können sie aber die Folge von solchen Benachteiligungen wie niedrigem Bildungsstand, Fehlen sozialer Unterstützung, mangelnden sozialen Fertigkeiten, Armut und Isolation durch Stigmatisierung sein. Und sie können auch in persönlicher Hoffnungs- und Perspektivelosigkeit wurzeln. Alle drei Arten von Faktoren führen gemeinsam zu dem Ausmaß sozialer Behinderung, wie wir es bei beliebigen Individuen in beliebigen Gesellschaften feststellen können. Nur selten können wir ohne Schwierigkeiten Ursache und Wirkung trennen, da ja eine bestehende prämorbide Persönlichkeitsstörung weitere soziale Benachteiligungen und Not schaffen kann.

Wir haben uns daran gewöhnt, vereinfachend und bequem die Zustandsbilder der Schizophrenie in die zwei großen Gruppen der Plus- und Minussymptome zu unterteilen. Follow-up-Studien ergeben in der Regel, daß Plussymptome bei Erkrankungsbeginn und in akuten Exazerbationen am dramatischsten sind, daß sie aber weit schlechtere Indikatoren für die soziale Prognose sind als die Minussymptome. Deswegen erscheint es mir sinnvoll, die zwei Symptomgruppen zunächst getrennt zu diskutieren, bevor ich auf ihr Verhältnis zueinander eingehen werde. Ich bin mir voll bewußt, daß wir ebenso auch noch viele andersgeartete Unterscheidungen machen müssen; beispielsweise spielen hier der Unterschied zwischen im engeren Sinn schizophrenen und paranoiden Symptomen und die Position psychotischer affektiver Symptome innerhalb einer hierarchischen Systematik eine Rolle. Wenn wir aber den Verlauf im Blick haben, hat kurz gesagt die Plus-Minus-Achse Priorität.

Die Serie der unter Leitung der Weltgesundheitsorganisation durchgeführten internationalen Untersuchungen ist für die Diskussion dieser Punkte eine hilfreiche Ausgangsbasis. Die Internationale Pilotstudie zur Schizophrenie – kurz IPSS – (WHO 1973, 1979) hatte zum Ziel, in einer Vielzahl von Sprachen und unter verschiedenen kulturellen Bedingungen Instrumente zur psychischen Befunderhebung bei akut psychotischen Patienten zu testen. Weiter sollte untersucht werden, ob es, ausgehend von einer einheitlichen Definition, möglich sein würde, Fälle von Schizophrenie in Zentren in weit voneinander entfernten Weltteilen zu identifizieren. Die Studie war in beiderlei Hinsicht bemerkenswert erfolgreich. Die Follow-ups nach 2 und nach 5 Jahren schienen aufzuzeigen, daß der Verlauf in den Entwicklungsländern benigner war als in den entwickelten Ländern.

Da die IPSS keine epidemiologisch repräsentative Studie war, sprach ebensoviel für alternative Deutungen, insbesondere die einer erhöhten Mortalität bei den schwerer Kranken, welche zusammen mit selektiven Aufnahmen der prognostisch günstigeren Fälle in die wenigen verfügbaren Behandlungseinrichtungen dieses Ergebnis erklären könnte. Die jüngste kollaborative WHO-Studie (Sartorius et al. 1986) ging von einem Design aus, der die Ermittlung von Inzidenzraten für 12 Gebiete in mehreren Kontinenten ermöglichte. Bei weit gefaßten diagnostischen Einschlußkriterien – in diesem Fall die CATEGO-Klassen S, P, O (Wing et al. 1974) oder die klinischen Diagnosen – liegen die Inzidenzraten zwischen 40 pro 100 000 im Jahr in einer ländlichen Gegend nahe Chandigarh in Nordindien und 15 pro 100 000 in der dänischen Stadt Aarhus. Diese Variationsbreite ist statistisch signifikant, unter den gegebenen Umständen jedoch nicht sehr groß. Geht man von einer enger gefaßten Definition aus (nur CATEGO-Klasse S), variieren die Inzidenzraten nicht in signifikantem Ausmaß.

Mit Hilfe des Computerprogramms CATEGO ließ sich eine befriedigende bis gute Übereinstimmung von klinischen Diagnosen und Referenzklassifikationen zeigen. Kurt Schneiders Symptome ersten Ranges schienen eine Untergruppe schizophrener Patienten abzugrenzen, die gekennzeichnet war durch eine beträchtliche Häufigkeit und Intensität psychotischer Plussymptome, die sich im Kulturvergleich stark glichen. Bei beiden WHO-Studien war es bemerkenswert, wie Patienten aus der ganzen Welt, in vielen verschiedenen Sprachen und Kulturen zu Hause, genau die gleichen Erlebnisse beschrieben. Das war ohne Unterschied so bei Nigerianern, Chinesen, Indern, Russen, Dänen, Engländern, bei Landbewohnern und Einwohnern von Industriestädten, bei Ungebildeten und Intellektuellen.

Eine andere höchst interessante Beobachtung aus der dritten WHO-Studie (Sartorius et al. 1986) ist die, daß die Inzidenzraten für Alter und Geschlecht den gleichen frühen Gipfel bei den Männern und den gleichen späten Gipfel bei den Frauen zeigen, wie sie größere Untersuchungen in Europa und den USA gefunden hatten. Hier liegt einer der Gründe für den ungünstigeren Verlauf der Schizophrenie bei Männern und dafür, daß schizophrene Männer seltener als Frauen verheiratet sind und häufiger geschieden werden.

Eine so bemerkenswert hohe Übereinstimmung von Inzidenzraten verlangt, sollte sie sich replizieren lassen, nach einer Erklärung. Eine Erklärungsmöglichkeit ist die, daß „Schizophrenie" die äußere Manifestation einer Anzahl unterschiedlicher Störungen ist und sich hinter der scheinbar gleichmäßigen Verteilung einiges an tatsächlicher Variation verbirgt. Eine andere Möglichkeit ist die Annahme eines Methodenartefakts. Schließlich ist denkbar, daß irgendwelche „normalen", so gut wie überall vorkommenden Umweltfaktoren mit ihrer Einwirkung an einer genetisch determinierten, individuell unterschiedlich ausgeprägten Vulnerabilität ansetzen. Als Umweltfaktoren denkbar wäre alles von Retroviren bis zum Streß. Streß ist in unserer Vorstellung häufig eher ein Attribut industrieller Gesellschaften als friedlicher ländlicher Gemeinschaften; in der anthropologischen Literatur finden wir für diese Vorstellung allerdings kaum eine Bestätigung. Im Gegenteil scheint es Streß überall zu geben (Orley u. Wing 1979). Die meisten Menschen können – meistens – gut mit ihm umgehen. Manche schaffen das nicht; wie sie reagieren, hängt von wieder anderen Einflußgrößen ab. Der Streß selbst ist eine unspezifische Größe; die spezifische Vulnerabilität für Schizophrenie bezieht sich jedoch möglicherweise auch auf spezielle Formen von Streß.

Für die Schizophrenie haben, so konnte gezeigt werden, mehrere Formen hoher Belastung eine Bedeutung. Ich selbst habe während einer Rehabilitationsstudie meine ersten Beobachtungen zu dieser Problematik gemacht. Patienten einer Langzeitstation, die nicht berühmt war für ihre soziotherapeutische Betreuung, sollten im Rahmen der Untersuchung eine mehrere Kilometer entfernte industrielle Rehabilitationseinrichtung besuchen. Sie sollten mit öffentlichen Verkehrsmitteln täglich dorthin fahren und sich dort zurechtfinden und behaupten in einer Gruppe zusammen mit Tuberkulosekranken, Körperbehinderten oder Patienten nach einem Herzinfarkt. Eine Reihe unserer Patienten erlitt in der ersten Woche einen Rückfall mit akuten schizophrenen Symptomen, die bei ihnen während des mehrjährigen Klinikaufenthalts nicht mehr aufgetreten waren. Das ist ein Beispiel für Streßexposition bzw. dafür, wie das Abschirmen vor Streß aussehen kann. In beiden Fällen handelt es sich um iatrogene Effekte (Wing et al. 1964).

George Brown beschrieb eine weitere Form von Streß. Er konnte zeigen, wie bestimmte alltägliche Ereignisse, mit denen die meisten von uns spielend fertig werden, anscheinend schizophrene Exazerbationen auslösen (Brown u. Birley 1968). Er hat auch als erster demonstriert, daß übermäßige Kritik durch einen nahen Angehörigen denselben Effekt haben kann. Dort, wo ein Patient in starkem Maße Streß ausgesetzt ist, kann eine psychopharmakologische Behandlung am meisten ausrichten. In einer abgeschirmten Umgebung treten produktive Symptome mit geringerer Wahrscheinlichkeit auf – und das auch ohne die Einnahme von Medikamenten. Natürlich wäre es verkehrt, wenn M. Bleulers Aussage in Vergessenheit geriete, nach der die Schizophrenie eben manchmal auch den Verlauf einer gleichbleibend schweren Störung nimmt, bei der produktive Symptome gegenüber jedem Umwelteinfluß unzugänglich erscheinen, sei er pharmakologischer oder psychosozialer Natur.

Die Spekulation erscheint verlockend, daß der anscheinend günstigere Verlauf der Schizophrenie in Entwicklungsländern darauf beruhe, daß dort die sozialen Erwartungen geringer seien und man darum auch Behinderungen eher toleriere. Julian Leff und Naran Wig haben diese Vorstellung kürzlich in Chandigarh möglicherweise bestätigen können. Wir sollten uns dabei aber ins Gedächtnis rufen, daß die Prognose in Entwicklungsländern zum großen Teil deshalb günstiger ist, weil dort einmalige schizophrene Episoden mit völliger Remission viel häufiger vorkommen als in den entwickelten Ländern. Es ist nicht klar, inwieweit diese sehr gute Prognose mit weniger hohen Leistungsanforderungen und abgeschwächten emotionalen Belastungen innerhalb ausgedehnter Familienverbände zu erklären ist.

Alle bisher erwähnten Studien hatten den frühen Verlauf der Schizophrenie zum Gegenstand; im allgemeinen die ersten 5 Jahre. Die Minussymptome können zwar vom Beginn der Krankheit an sehr ausgeprägt sein und oft dem Ausbruch vorangehen, sie sind jedoch in besonderem Maß eine Erscheinung des langfristigen Verlaufs. Studien aus den 50er und 60er Jahren fanden, daß ein wenig stimulierendes soziales Umfeld in Zusammenhang stand mit einer Zunahme der Schwere der Störungen wie affektiver Verflachung, Spracharmut und Rückzugsverhalten. Man wird diesen Zusammenhang wahrscheinlich in allen sozialen Umfeldern finden, in denen die soziale Stimulation eine große Variationsbreite zeigt, nicht nur in psychiatrischen Krankenhäusern. Da eben die affektive Verflachung und die Spracharmut oft als ganz zentrale schizophrene Basisstörungen angesehen werden und sicher gute Indikatoren für die soziale Prognose abgeben, scheint der geschilderte Zusammenhang denen recht zu geben, die das, was wir „Schizophrenie" nennen, als überwiegend umweltbedingt ansehen.

Bei einem 1985 in Bern abgehaltenen Kongreß wurde die Frage sehr kontrovers diskutiert, wie die Minussymptomatik zu interpretieren sei (Böker u. Brenner 1986). Eine Gruppe hielt sie für ausschließlich reaktiven Ursprungs, ließ jedoch den Einfluß der „prämorbiden" Persönlichkeit gelten. Meines Erachtens haben wir deutliche Hinweise darauf, daß ein reizarmes Umfeld und Perspektivelosigkeit nur einen Teil der Defizite erklären können. Intervention bessert das Bild zwar, aber nur bis zu einem bestimmten Niveau, jenseits dessen sich die erfahrensten Therapeuten geschlagen geben müssen (Wing u. Brown 1970). Zubins Aussage (1985), dieser jeder weiteren Therapie unzugängliche Störungskern sei auf die prämorbide Persönlichkeit zurückzuführen, macht den Erklärungsansatz nicht überzeugender. Was wir brauchen, ist eine Vorstellung davon, in welchem Zusammenhang produktive und Minussymptome stehen. Hier liegt der Kern des Rätsels.

Ich selbst vermute noch immer, daß die „Denkstörung" – als „kognitive Störung" bezeichnet, interessieren sich die Psychologen nach einer Periode der Vernachlässigung jetzt auch wieder für sie – das Bindeglied ist (Wing u. Brown 1970). Natürlich handelt es sich dabei um ein hypothetisches Konstrukt, welches auf beobachteten Sprachstörungen und sonstigen – negativen und positiven – Erscheinungen im Bereich der Sprache, möglicherweise zusammen mit einer erhöhten Empfindlichkeit des Arousal-Systems, beruht. Sobald die soziale Umgebung zu bedrängend wird, gerät ein Individuum mit einer solchen Behinderung der Kommunikation besonders leicht unter Streß. Wenn er oder sie sich nicht zurückziehen kann, verstärkt sich die Störung und wird manifest in unterschiedlichen Kombinationen von Sprachinkohärenz und zusammenhängender geäußerten Wahninhalten und Halluzinationen. Ist im umgekehrten Fall die Stimulation durch die Umwelt zu gering, wird ein Mensch mit einer Schizophrenie nur zu bereitwillig das verringerte Belastungsniveau akzeptieren und dabei in Gefahr geraten, sich zu sehr von der Umwelt zurückzuziehen.

Die Ausgangspunkte dieser hypothetischen Äußerung sind zweifellos noch viel zu wenig differenziert, zumal die theoretischen Vorstellungen zum Wesen kognitiver Störungen bei der Schizophrenie auseinandergehen und die Ergebnisse empirischer Überprüfungen des Konzepts widersprüchlich und schwer zu interpretieren sind (vgl. Hemsley 1977). Welche Beziehung die kognitiven Störungen zu Symptomen ersten Ranges, anderen psychotischen Symptomen und zu Verhaltensstörungen haben, liegt im Dunkeln. Darüber hinaus haben sich nur wenige Untersuchungen mit den Unterschieden zwischen Schizophrenie und Manie, schweren depressiven Zuständen und solchen Störungen befaßt, die, wie das Asperger-Syndrom, häufig mit der Schizophrenie verwechselt werden (L. Wing 1981, 1982).

Trotz allem entbehrt die vorgeschlagene Hypothese einerseits aus klinischer Sicht nicht einer gewissen Plausibilität, andererseits läßt sie uns verstehen, wie krankheitsbedingte (intrinsische) Behinderungen durch das Einwirken bestimmter Arten einer sozialen Umgebung negativ wie positiv beeinflußt werden können. Hospitalismus auf der einen, „expressed emotions" in Familien auf der anderen Seite sind lediglich Spezialfälle einer allgemeineren Gesetzmäßigkeit. Institutionelle Settings sind nicht in jedem Fall unterstimulierend, Lebenssituationen in der Familie nicht in jedem Fall überstimulierend. Zum Beispiel wäre auch die Hypothese zu testen, ob in Gebieten mit verhältnismäßig guter Schizophrenieprognose die Umwelt den Kranken mit geringeren „expressed emotions" und realistischeren sozialen Erwartungen konfrontiert als in solchen mit vergleichsweise schlechter Prognose. Mit Sicherheit spielen auch viele andere bedeutende Faktoren eine Rolle, nicht zuletzt die Langzeiteinnahme von Phenothiazinen beziehungsweise anticholinergen Medikamenten, selbst dann, wenn kein therapeutischer Effekt im engeren Sinn deutlich wird.

Die Behinderung, wie sie die Minussymptomatik ausmacht, führt auch zu einer Vernachlässigung der eigenen Person. In einer gegenwärtig laufenden Untersuchung zur langfristigen tagesklinischen Betreuung in einem Gebiet im Zentrum von London begegnen uns viele Patienten, die sich schlecht ernähren, sehr viel rauchen, keinerlei körperlichen Ausgleich betreiben, übergewichtig sind und auch Ratschläge nicht befolgen, wie sie die schädlichen Auswirkungen ihrer häufigen körperlichen Erkrankungen verringern könnten. M. Bleulers Ansicht, daß die Schizophrenie in 50–60% aller Fälle einen wechselnden, zu einem gewissen Grad umweltabhängigen Verlauf nehme, läßt sich mit meiner hier formulierten Vorstellung durchaus vereinbaren. Wir müssen dazu freilich annehmen, daß jede Besserung oder Verschlechterung von einem zugrundeliegenden, patientenspezifischen Behinderungsniveau ausgeht. Dieses Behinderungsniveau ist jedem Individuum intrinsisch, es kann sich quasi spontan, ohne sichtbare äußere Ursache, ändern. Für diesen krankheitsimmanenten Störungsanteil werden wir möglicherweise eine Erklärung auf einer biologischen Ebene finden müssen.

Zur Einschätzung des Schizophrenieverlaufes sind aus diesen Gründen Methoden erforderlich, die, soweit praktisch machbar, zwischen den verschiedenen Ursachenanteilen der sozialen Behinderung differenzieren. Die thematische Eingrenzung meiner Ausführungen und der zur Verfügung stehende Raum erlauben es mir nicht, näher auf das Spektrum der verfügbaren Instrumente einzugehen, ihre Reliabilität oder ihre Vor- und Nachteile. Ich gebe jedoch zu bedenken, daß meines Erwartens die Zeit der üblichen klinischen Follow-up-Studien vorüber ist, deren Ergebnisse durch ihre schlechte Vergleichbarkeit an Bedeutung verlieren. Das bedeutet nicht, daß das klinische Urteil oder die Freiheit, nach klinischen Eindrücken vorzugehen, eingeschränkt wären. Vielmehr sollten wir zusätzlich zur klinschen Beurteilung eine stärker standardisierte Diagnostik durchführen. Damit wären Untersuchungen in Zukunft besser vergleichbar, eine viel größere Kontinuität in der Testung von Hypothesen wäre möglich, wie sie mir jetzt nicht gegeben scheint.

Die Instrumente, die wir gegenwärtig zur Verfügung haben, sind bei weitem nicht vollkommen, sie erlauben aber die Erhebung des klinischen Bildes, des sozialen Umfelds und der persönlichen Einstellungen. Da wir zwischen diesen Faktoren nicht mit absoluter Sicherheit differenzieren können, werden wir die Ergebnisse von Follow-up-Studien mit Zurückhaltung interpretieren müssen. Das gilt insbesondere dort, wo wir an die Evaluation von Versorgungsbedürfnissen der Patienten gehen, deren chronische soziale Behinderung zumindest zum Teil von schizophrenen Störungen verursacht ist.

Die ablehnende Haltung gegenüber der Behandlung in psychiatrischen Krankenhäusern entstammt zum Teil aus einer Überschätzung der reaktiven Komponente der Minussymptomatik. Wenn wir davon ausgingen, die Klinik selbst habe diese Störung zum großen Teil verursacht, würde daraus folgen, daß es die Prognose dramatisch verbessern würde, könnten wir eine stationäre Aufnahme verhindern. Diejenigen, die in Großbritannien die außerstationären Dienste evaluieren, wissen wohl, daß dort die Lebensqualität nicht notwendigerweise besser, ja gelegentlich schlechter ist als in großen Institutionen. Zudem muß auch berücksichtigt werden, wie Patienten auf ihre Umgebung einwirken.

Unser Evaluationsansatz geht aus von der Unterscheidung zwischen Bedarf an Versorgung (wie Behandlung, Rehabilitation, Trainingsmaßnahmen, Beratung, beschütztes Wohnen, finanzielle Unterstützung etc.) und Bedarf an Einrichtungen, die der Versorgungsnachfrage entsprechen können. Einrichtungen bestehen aus der helfenden Person, dem sog. Agenten (üblicherweise mit fachlicher Ausbildung), und dem Setting, z. B. einer Praxis, einer Tagesklinik, einer Wohngemeinschaft oder einer geschlossenen Station. Da die meisten psychisch Behinderten unterschiedliche Formen der Versorgung benötigen, sollte ihr Versorgungsbedarf von der wirtschaftlichsten Kombination von Agent und Setting erfüllt werden. Wir haben ein Instrument zur Bedarfseinschätzung entwickelt, indem wir standardisiert die vorliegenden Probleme einschätzen und danach fragen, ob die jedem Problem angemessene Interventionsform angeboten wurde und, wenn ja, mit welchem Ergebnis. Wir haben Regeln formuliert, nach denen wir entscheiden, ob alle identifizierten Versorgungsbedürfnisse von einer ökonomischen und potentiell wirkungsvollen Kombination von Diensten erfüllt werden.

Wiederholte Einschätzngen machen es möglich zu testen, wie wirksam eine Intervention einem bisher unerfüllten Versorgungsbedarf abhilft. Das System kann über klinische Mikrocomputer laufen und ist möglicherweise die Informationsbasis für eine neue Art eines psychiatrischen Fallregisters, eines Registers, welches eine Planung von Diensten „von unten her" möglich machen würde (Wing 1986).

Das Bindeglied zwischen einer Einschätzung des Schizophrenieverlaufs und einer Evaluation der Versorgung einzelner schizophrener Menschen ist die folgende Tatsache: Mit zunehmendem Wissen um Verlauf und Einflußfaktoren wächst unsere Erkenntnis, daß es notwendig ist, in jede klinische Beurteilung eine Einschätzung der Qualität des Umfelds zu integrieren. Den Verlauf der Schizophrenie einzuschätzen heißt zugleich, den Verlauf der sozialen Behinderung zu beurteilen, die mit der Schizophrenie einhergeht, und den Versuch zu machen, die Interaktion ihrer unterschiedlichen Komponenten zu verstehen. Die Evaluation von Versorgung muß auch die Wahrnehmung einschließen, daß Versorgungseinrichtungen selbst den Verlauf der Schizophrenie – in günstiger oder ungünstiger Richtung – beeinflussen können. Beide Konzepte sind untrennbar.

Bei diesen schlaglichtartigen Bemerkungen zu Wesen und Verlauf der Schizophrenie war ich mir der unsichtbaren Anwesenheit von Kraepelin, Jaspers und Kurt Schneider mit Bescheidenheit bewußt. Viele von ihnen gestellte Fragen bleiben unbeantwortet, aber wir können hoffen, auf ihren Schultern stehend ein wenig weiter in die Zukunft zu sehen. Sollte uns das gelingen, hätten wir hier und heute für einen solchen Versuch überaus glückliche Voraussetzungen.

Literatur

Bleuler M (1972) Die schizophrenen Geistesstörungen im Lichte langjähriger Kranken- und Familiengeschichten. Thieme, Stuttgart

Böker W, Brenner HD (Hrsg) (1986) Bewältigung der Schizophrenie. Huber, Stuttgart

Brown G, Birley JLT (1968) Crisis and life changes and the onset of schizophrenia. J Health Soc Behav 9:203–214

Ciompi L, Müller C (1976) Lebensweg und Alter der Schizophrenen: Eine katamnestische Langzeitstudie bis ins Senium. Springer, Berlin Heidelberg New York

Hemsley DR (1977) What have cognitive deficits to do with schizophrenic symptoms? Br J Psychiatry 130:167–173

Huber G, Gross G, Schüttler R (1979) Schizophrenie: Verlaufs- und sozialpsychiatrische Langzeituntersuchungen an den 1945–1959 in Bonn hospitalisierten schizophrenen Kranken. Springer, Berlin Heidelberg New York

Orley JH, Wing JK (1979) Psychiatric disorders in two African villages. Arch Gen Psychiatry 36:513–520

Sartorius N, Jablensky A, Korten A, Ernberg G, Cooper JE, Day R (1986) Preliminary communication: Early manifestation and first-contact incidence of schizophrenia in different cultures. Psychol Med 16:909–928

Wing JK (1978) Reasoning about madness. Oxford University Press, London

Wing JK (1987) Putting technology at the service of clinicians and planners. In: Wing JK (ed) Contributions to health services planning and research: comparative studies from eight psychiatric case registers. Department of Health and Social Security, London

Wing JK, Brown GW (1970) Institutionalism and schizophrenia. Cambridge University Press, London

Wing JK, Bennett DH, Denham J (1964) The industrial rehabilitation of long-stay schizophrenic patients. Med Res Council Memo No 42. HMSO, London

Wing JK, Cooper JE, Sartorius N (1974) Measurement and classification of psychiatric symptoms. Cambridge University Press, London

Wing L (1981) Asperger's syndrome. Psychol Med 11:115–129

Wing L (1982) Psychoses of early childhood: development of concepts, classification and relationship to mental retardation. In: Wing JK, Wing L (eds) Psychoses of uncertain aetiology. Cambridge University Press, London, pp 185–190

World Health Organisation (1973) The International Pilot Study of Schizophrenia. WHO, Genf

World Health Organisation (1979) Schizophrenia: an international follow-up study. Wiley, New York

Zubin J (1985) Negative symptoms: are they indigenous to schizophrenia? Schizophr Bull 11:461–470

Prospektive Verlaufsuntersuchungen zur Schizophrenie seit dem 2. Weltkrieg: Eine Literaturrecherche

R. K. Olbrich und E. Strauss

Die drei großen Langzeituntersuchungen bei Schizophrenen, von Bleuler (1972), Ciompi u. Müller (1976) und Huber et al. (1979) durchgeführt, haben ihre Bedeutung nicht nur im inhaltlichen Bereich, indem sie eine grundsätzliche Neubewertung des Krankheitsverlaufs schizophrener Psychosen einleiteten. Weite Kreise wurden durch die Veröffentlichung der Katamnesen erstmals auf ein Forschungsinstrument der Psychiatrie aufmerksam, dessen Existenz bis dato wenigen bewußt geworden war, nämlich die psychiatrische Verlaufsforschung.

Wohl aufgrund der Sekundärliteratur, die rasch und in ausgiebiger Form folgte, entstand vielerorts der Eindruck, daß die erstellten Langzeitkatamnesen – gewissermaßen i.S. eines Synonyms für Verlaufsforschung schlechthin – dieses Fach erschöpfend repräsentieren. Dies hat uns veranlaßt, der Frage nachzugehen, was außerhalb von Bonn, Zürich und Lausanne an Aktivitäten geschah. Hierzu haben wir eine Literaturrecherche durchgeführt. Über ihre Ergebnisse wollen wir in diesem Aufsatz berichten. Dabei geht es darum, ein Bild davon zu vermitteln, wie sich Verlaufsforschung zur Schizophrenie seit dem 2. Weltkrieg entwickelt hat.

Bei unserer Suche nach einschlägigem Material sollte – entsprechend dem Rahmenthema dieses Buches – dem prospektiven Untersuchungsansatz Rechnung getragen werden. Es erscheint zweckmäßig, hier mit einigen erläuternden Sätzen auf das Prinzip prospektiver Forschung einzugehen, durch das es sich von retrospektiven Verfahren abhebt. Letztere sind ja dadurch charakterisiert, daß der sog. "outcome" eines Verlaufs bereits zu Beginn der Studie vorliegt. Die Untersuchung der Frage, welche Faktoren den Verlauf determiniert haben, ist nur noch über den Rekurs auf zum Teil weit Zurückliegendes möglich, etwa in Form vorhandenen Aktenmaterials oder einer nachträglichen Befragung von Patienten bzw. Angehörigen. Es liegt auf der Hand, daß das Risiko von Datenverzerrungen bei derartigen Erhebungen relativ groß ist. Übrigens enthalten zwei der eingangs zitierten Langzeitstudien (Ciompi u. Müller 1976; Huber et al. 1979) in nicht unbeträchtlichem Umfang retrospektive Elemente.

Prospektive Verlaufsforschung wird nach einer von Robins (1979) vorgeschlagenen Einteilung in zwei Formen realisiert: im Sinne eines "real-time"-Designs und als "catch-up"-Untersuchung.

"Real time" bezeichnet Verlaufsstudien, bei denen der Untersucher bereits präsent ist, wenn beim Probanden (Pb) jenes Ereignis eintritt (z. B. die Erstmanifestation einer schizophrenen Psychose), das zu seiner Aufnahme in die Indexstichprobe führt. Patient und Forscher altern dann gemeinsam über die Laufzeit der Untersuchung hinweg, deren Charakteristika (Aufnahmekriterien, Verlaufsparameter, "outcome"-Variablen) bereits zu Projektbeginn festliegen.

Auch bei der "catch-up"-Variante einer prospektiven Studie sind alle wesentlichen Elemente des Versuchsplans vorweg festgelegt. Bei der Rekrutierung des Klientels benutzt man allerdings vorhandene Fallakten. Ist die Stichprobe zusammengestellt, dann erfolgt die Suche nach den gezogenen Probanden, und die Verlaufsuntersuchung kann beginnen.

Es erscheint evident, daß "real-time"-Designs die Idee prospektiver Verlaufsforschung weitestgehend realisieren. "Catch-up"-Untersuchungen entsprechen einem noch tragbaren Kompromiß, der – unter pragmatischen Gesichtspunkten zustande gekommen – dazu beiträgt, die zeitaufwendige Warteperiode bis zur Erhebung der Katamnesen erheblich zu reduzieren.

Kommen wir jetzt nach durchgeführter Begriffsklärung zum eigentlichen Thema unseres Aufsatzes, den prospektiven Longitudinalstudien zur Schizophrenie, die seit dem 2. Weltkrieg erschienen sind. Was das Procedere bei unserer Literaturrecherche anbelangt, die wir im Hinblick auf diese Fragestellung unternahmen, so verzichteten wir auf den bequemen Weg eines Auftrags an einen computergestützten Suchdienst. Die Art unserer Themenstellung ließ überwiegend Meldungen mit allenfalls marginalen Berührungspunkten erwarten.

Informationsbasis unserer Recherchen waren die Psychological Abstracts, ein von der American Psychological Association besorgter Literaturservice, der von zur Zeit mehr als 1 300 Fachzeitschriften Beiträge aus dem Bereich der Psychologie und verwandter Gebiete (u. a. der Medizin und hier insbesondere der Psychiatrie) in Kurzfassungen vorstellt. Im Rahmen unserer Fragestellung kamen die Jahrgänge 1945–1984 zur Auswertung.

Nicht alle für diese Zeit in den Psychological Abstracts referierten, prospektiven Verlaufsstudien wurden einbezogen. Zum einen beschränkte sich unsere Sammlung auf Pbn-Gruppen, bei denen das definierende Ereignis (i. e. eine schizophrene Psychose) bereits eingetreten war. "High-risk"-Studien fanden demnach keine Berücksichtigung und jugendliche Schizophrene nur dann, wenn deren Entwicklung bis ins Erwachsenenalter hinein verfolgt wurde. Ein weiteres Eingangskriterium war die Katamnesenlänge. In unsere Bibliographie wurden nur Untersuchungen aufgenommen, die hinsichtlich der Verlaufsbeobachtung einen Zeitraum von mindestens 5 Jahren abdecken. Nach Strauss u. Carpenter (1974) hat sich die Form einer schizophrenen Psychose während dieser Zeit hinreichend deutlich herausgebildet. Die Mehrzahl der in den Psychological Abstracts als "longterm" oder "longitudinal follow-up" etikettierten Studien genügten mit Laufzeiten zwischen 9 Monaten und 3 Jahren dem 5-Jahres-Kriterium nicht. Schließlich mußten die von uns berücksichtigten Studien bezüglich der Stichprobengrößen eine mindestens 2stellige Zahl aufweisen.

In Tabelle 1 sind die Ergebnisse unserer Literaturrecherche zur prospektiven Verlaufsforschung im Schizophreniebereich dargestellt. Für jede von uns lokalisierte Studie wurden Angaben über die Autoren, das Herkunftsland der Untersuchung, das Jahr der ersten Projektveröffentlichung, über Stichprobenumfang und Laufzeit der Unternehmung sowie die in der Arbeit behandelten Fragestellungen extrahiert. Auf die Darstellung von Untersuchungsresultaten haben wir verzichtet. Wir meinen, daß angesichts der häufig divergierenden Bewertungen von Autor und Leser hier eine stichwortartige Wiedergabe das Wesentliche kaum adäquat erfassen kann. In der Literatur liegen für begrenzte Fragestellungen Ergeb-

Tabelle 1. Prospektive Verlaufsstudien zur Schizophrenie von 1945 bis 1984

Autor	Land	Jahr	_n_	Lauf-zeit in Jahren	Frage
Ripley u. Wolf	USA	1951	100	5– 8	Auftreten von schizophrenen Erkrankungen im Kriegsgebiet und ihre Verläufe
Bender u. Hitchman	USA	1956	30	26–40	Biologische Faktoren der Erkrankungen; Krankheitsverlauf mit und ohne Behandlung
Schwarz	USA	1956	38	6	Therapieeffekte der Lobotomie
Holmboe u. Astrup	Norwegen	1957	145	6–28	Verläufe (Anteil an Remissionen, Besserungen etc.)
Eitinger et al.	Norwegen	1958	110	5–15	Prognose und therapeutische Beeinflußbarkeit des Krankheitsverlaufes
Hastings	USA	1958	251	6–12	Natürlicher Krankheitsverlauf
Johanson	Schweden	1958	138	durch-schnitt-lich 14	Demographischer Hintergrund; Verhaltensauffälligkeiten und somatische Krankheiten im Verlauf schizophrener Erkrankungen
Ey	Frankreich	1959	120	5	Krankheitsverlauf; Anteil an Wiedergenesung
Ekblom u. Lassenius	Schweden	1964	159	7– 8	Behandlungseffekt von Neuroleptika
Query u. Query	USA	1964	48	5	Demographische Merkmale und Krankheitsverlauf; Prognosewert der Phillips-Skala
Vaillant	USA	1964	72	10–15	Prognosekriterien des Krankheitsverlaufes
Simon et al.	USA	1965	58	8	Krankheitsverlauf (Anteil an Besserungen, Verschlechterungen); Verlauf mit und ohne Behandlung
Brown et al.	England	1966	339	5	Krankheitsverlauf; Anteil an Wiedergenesung
Henisz	Polen	1966	208	7	Krankheitsverlauf (in Abhängigkeit von Prognosekriterien)
Stephens et al.	USA	1966	100	9	Prognoseindikatoren des Krankheitsverlaufes
Achté	Dänemark	1967	200	5	Vergleich von Erstaufnahmen von 1950 und 1960 hinsichtlich Rehabilitation und Prognose
Markowe et al.	England	1967	74	10	Krankheitsverlauf (insbesondere Remission, keine Besserung etc.) nach Insulin-vs. Chlorpromazin-behandlung
Retterstøl	Norwegen	1968	334	2–18	Diagnosestabilität im Verlauf: Krankheitsverlauf schizophrener Psychosen (im Vergleich zu schizoaffektiven und reaktiven Psychosen)

Tabelle 1 (Fortsetzung)

Autor	Land	Jahr	*n*	Lauf-zeit in Jahren	Frage
Hamlin	USA	1970	67	14	Intellektuelle Einbußen nach frontaler Topektomie
Cabral	Argentinien	1971	318	10	Frage der Persistenz schizophrener Residuen
King u. Pittman	USA	1971	19	6	Art des Krankheitsbeginns und ihre Bedeutung für die Prognose bei jugendlichen Schizophrenen
Murphy u. Raman	Kanada	1971	90	12	Verlauf der Schizophrenie (Chronizität) in einer tropischen Region (Mauritius)
Bleuler	Schweiz	1972	208	> 20	Krankheitsverlauf; Anteil an Wiedergenesungen
Alanen u. Kinnunen	Finnland	1974	30	5	Struktur der Ehe des Schizophrenen und psychosoziale Anpassung im Krankheitsverlauf
Burstein et al.	USA	1974	93	5	Die Vorhersage der Hospitalisierungsdauer anhand der Elgin-Prognose-Skala
Christensen	Dänemark	1974	119	5	Untersuchung relevanter Faktoren für eine Rehospitalisierung
Flekkøy et al.	Norwegen	1975	44	15–17	Retests für Wortassoziation bei chronisch Schizophrenen
Hawk et al.	USA	1975	61	5	Krankheitsverlauf in Abhängigkeit von traditionellen schizophrenen Untergruppen. Prädiktoren des Krankheitsverlaufs
Heffner et al.	USA	1975	91	3–5	Der Einfluß der Intelligenz auf die Rehospitalisierungsrate
Affleck et al.	Schottland	1976	153	12	Geschlechtsunterschiede im Verlauf (hinsichtlich Arbeit, Rehospitalisierung und Tod)
Bland et al.	Kanada	1976	88	10	Verlauf (von Erstaufnahmen) im sozio-ökonomischen Bereich
Cottman u. Mezey	England	1976	41	8	Einfluß von Gemeindediensten auf den Krankheitsverlauf (Anteil an Wiedergesundung)
Jedral et al.	Polen	1976	36	5	Krankheitsverlauf Schizophrener bei fehlender Nachbehandlung
May et al.	USA	1976 a, b	61	5	Vergleich von Milieutherapie, ECT, Medikation vs. Psychotherapie auf Rehospitalisierungen. Allgemeiner Ausgang
Müller u. Le-Dinh	Schweiz	1976	30	30	Effekte des Alterns (im Rorschach-Test) bei Schizophrenen
Roff	USA	1976	215	15–25	Krankheitsverlauf bei Schizophrenen mit und ohne Migrationsverhalten

Tabelle 1 (Fortsetzung)

Autor	Land	Jahr	*n*	Lauf-zeit in Jahren	Frage
Carpenter u. Gunderson	USA	1977	20	5	Krankheitsverlauf bei Schizophrenen (im Vergleich zu Borderline-Psychosen)
Lo u. Lo	Hongkong	1977	86	10	Krankheitsverlauf (Anteil an Wiedergesundung) und verlaufsbeeinflussende Faktoren bei chinesischen Schizophrenen
Pethö	Ungarn	1977	25	5	Struktur des Residualsyndroms bei Hebephrenen (im Vergleich zu schizoaffektiven Psychosen)
Kulhara u. Wig	England	1978	174	5– 7	Krankheitsverlauf (Anteil an Wiedergesundung) bei Schizophrenen in Nordwestindien
Nyman et al.	Schweden	1978	100	5– 8	Klinisches Bild, Verlauf im sozialen Bereich und Heredität bei „regressiven" und „pseudoneurotischen" Schizophrenen. Suche nach Verlaufsprädiktoren
Salokangas	Finnland	1978	100	7	Sozioökonomische Veränderungen im Gefolge einer Schizophrenie
Vaillant	USA	1978	51	4–16	Der weitere Krankheitsverlauf bei Schizophrenen mit Vollremission bei Erstaufnahme
Achté et al.	Finnland	1979	200	5	Krankheitsverlauf (Anteil an sozialer Wiedergenesung und Rehospitalisierung) beim Vergleich von ersten Aufnahmen 1965 und 1970
Ojesina	Nigeria	1979	55	7	Vergleich der Reintegration von Schizophrenen in städtischen und ländlichen Regionen
Lindberg	Schweden	1981	14	5	Effekte einer Kombination von Psychotherapie und Depotneuroleptika
Mellor et al.	Kanada	1981	57	8	Wechsel der Schizophreniediagnose in Abhängigkeit von Erstrangsymptomen
Engelhardt et al.	USA	1982	646	15	Hospitalisierungsraten unter Langzeitpharmakotherapie
Gardos et al.	USA	1982	90	12	Auswirkungen des Chlorpromazin auf chronisch Schizophrene in unterschiedlich strukturierten Nachsorgeeinrichtungen
Krasik u. Semin	UdSSR	1982	798	6	Besserung im Krankheitsverlauf in Abhängigkeit vom schizophrenen Subtyp

Tabelle 1 (Fortsetzung)

Autor	Land	Jahr	*n*	Lauf-zeit in Jahren	Frage
Möller et al.	BRD	1982	81	5	Krankheitsverlauf (Anteil an Besserungen), relevante Prädiktoren für den Verlauf im klinischen und sozialen Bereich
Rzewuska u. Angst	Polen und Schweiz	1982	50	14–17	Krankheitsverlauf (Periodik und Symptomatologie) bei rezidivierenden paranoid-schizophrenen Psychosen im Vergleich zu manisch-depressiven und schizoaffektiven Psychosen
Knesevich et al.	USA	1983	49	6	Vorhersagbarkeit des Krankheitsverlaufs (i. S. v. guter vs. schlechter Prognose)
Watt et al.	England	1983	121	5	Krankheitsverlauf (Anteil an Wiedergesundung) in Abhängigkeit von Geschlecht und Aufnahmezahl
Dube et al.	Indien	1984	46	13–14	Zahl akuter Episoden im Krankheitsverlauf
Johnstone et al.	England	1984	66	5–9	Krankheitsverlauf (Anteil an Wiedergenesung etc.) und Inanspruchnahme psychiatrischer Dienste

nissynopsen vor. So haben Stephens (1978) und Shapiro u. Shader (1979) einschlägige Übersichten für den "Outcome" schizophrener Psychosen kompiliert.

Versuchen wir das, was die angelegte Tabelle zur prospektiven Verlaufsforschung im Schizophreniebereich aussagt, in 3 Punkten zu kommentieren:

1. Bei unserer Literaturrecherche konnten wir für die Jahre 1945–1984 mehr als 50 (exakt 56) einschlägige Arbeiten lokalisieren. Dabei zeigten die letzten 10 Jahre einen steilen Anstieg in der Publikationsrate. Ähnlich beeindruckend wie die hohe Zahl der Veröffentlichungen sind die Stichprobengrößen: Fast die Hälfte der Projekte weist Kohorten von mehr als 100 Pbn auf. Auch imponieren die Katamneselängen von 20 und mehr Jahren in einigen Untersuchungen. Insgesamt ist im Bereich prospektiver Verlaufsforschung zur Schizophrenie seit dem 2. Weltkrieg eine Aktivität in Gang gekommen, die wir in diesem Ausmaß sicherlich nicht erwartet hatten.

2. Was die Standorte der durchgeführten Projekte anbelangt, so illustriert die Tabelle eindrucksvoll die Sonderstellung der skandinavischen Länder: Fast ein Viertel der Longitudinalstudien kommt aus dieser Region. So erscheint es fast selbstverständlich, daß die Acta Psychiatrica Scandinavica die Funktion eines Publikationsorgans speziell für prospektive Verlaufsstudien wahrnimmt.

3. Womit hat sich prospektive Verlaufsforschung im Schizophreniebereich inhaltlich auseinandergesetzt? Bei einem insgesamt recht beachtlichen Spektrum

behandelter Fragestellungen gibt es sowohl Themen von zeitlich sehr begrenzter Aktualität als auch Fragenbereiche, die in den hier berücksichtigten drei Dekaden ein ungebrochenes Interesse auf sich zogen. Zu den nur kurzfristig relevanten Themenstellungen, die meist mit einem die Zeit bestimmenden Therapieansatz verknüpft sind, gehören Verlaufsuntersuchungen nach Lobotomie in den 50er Jahren (z. B. Schwarz 1956) und Effizienzkontrollen von Langzeitpsychopharmaka, erschienen Anfang dieses Jahrzehnts (z. B. Engelhardt et al. 1982). Demgegenüber handelt es sich bei langfristigen Besserungs- und Heilungschancen einer schizophrenen Psychose oder bei der Suche nach Merkmalen, die eine Verlaufsprognose bereits im Krankheitsbeginn zu formulieren gestatten, um Aspekte, mit denen sich permanent Autorengruppen beschäftigt haben.

Daneben gibt es noch eine Kategorie von Studien mit Themen, die erst im Verlauf unserer Sammelperiode in Erscheinung getreten sind, dann aber ein anhaltendes Interesse auf sich zogen. Zu ihnen zählen vergleichende Untersuchungen zum Verlauf von schizophrenen Psychosen und klinisch verwandten Störungen (z. B. Retterstøl 1968) oder zur Krankheitsentwicklung in Regionen, die sich von Industrieländern deutlich abheben (z. B. Murphy u. Raman 1971).

Soweit das kurze Resümee zu den Ergebnissen unserer Literaturrecherche. Den Anstoß zu unserem Unternehmen gaben, wie eingangs dargestellt, die Langzeitkatamnesen von Bleuler (1972), Ciompi u. Müller (1976) und Huber et al. (1979). Das Verdienst dieser Arbeiten ist unbestritten. Sie haben uns aufgegeben, die lange Tradition eines Krankheitsverständnisses zum Ende zu bringen, das Schizophrenie im wesentlichen als einen fortschreitenden, unheilbaren Prozeß wahrnimmt.

Monumentales hat mitunter die Eigenschaft, durch seine schiere Größe den Blick auf anderes zu verstellen. Vielleicht ist es auf die langen Schatten aus Zürich, Lausanne und Bonn zurückzuführen, daß das Fach insgesamt und die Breite der Leistungen, die die prospektive Verlaufsforschung im Schizophreniebereich erbringen konnte, bislang relativ wenig Beachtung gefunden hat.

Literatur

Achté KA (1967) On prognosis and rehabilitation in schizophrenic and paranoid psychosis: a comparativ follow-up study of two series of patients first admitted to hospital in 1950 and 1960 respectively. Acta Psychiatr Scand [Suppl] 196:9–217

Achté KA, Lönnqvist J, Piirtola O, Niskanen P (1979) Course and prognosis of schizophrenic psychoses in Helsinki. Psychiatr J Univ Ottawa 4:344–348

Affleck JW, Burns J, Forrest AD (1976) Long-term follow-up of schizophrenic patients in Edinburgh. Acta Psychiatr Scand 53:227–237

Alanen YO, Kinnunen P (1974) Marriage and the development of schizophrenia: a study of 30 married couples after one spouse had fallen ill with schizophrenia during the marriage, the Consensus Rorschach reflecting the dynamics. Psychiatr Fennica   :121–143

Bender L, Hitchman IL (1956) A longitudinal study of ninety schizophrenic women. J Nerv Ment Dis 124:337–345

Bland RC, Parker JH, Orn H (1976) Prognosis in schizophrenia: a ten-year follow-up of first admissions. Arch Gen Psychiatry 33:949–954

Bleuler M (1972) Die schizophrenen Geistesstörungen im Lichte langjähriger Kranken- und Familiengeschichten. Thieme, Stuttgart

Brown GW, Bone M, Dalison B, Wing JK (1966) Schizophrenia and Social Care: a comparative follow-up study of 339 schizophrenics. Oxford University Press, London

Burstein AG, Adams RL, Chapman LJ (1974) Prognosis in schizophrenia: a 5-year follow-up. J Nerv Ment Dis 159:137–140

Cabral CA (1971) Caracteristicas clinicas del estado residual esquizofrenico. Acta Psiquiatr Psicol Am Lat 17:194–197

Carpenter WT, Gunderson JG (1977) Five year follow-up comparison of borderline and schizophrenic patients. Compr Psychiatry 18:567–571

Christensen JK (1974) A 5-year follow-up study of male schizophrenics: evaluation of factors influencing success and failure in the community. Acta Psychiatr Scand 50:60–72

Ciompi L, Müller C (1976) Lebensweg und Alter der Schizophrenen: Eine katamnestische Langzeitstudie bis ins Senium. Springer, Berlin Heidelberg New York

Cottman SB, Mezey AG (1976) Community care and the prognosis of schizophrenia. Acta Psychiatr Scand 53:95–104

Dube KC, Kumar N, Dube S (1984) Longterm course and outcome of the Agra cases in the National Pilot Study of Schizophrenia. Acta Psychiatr Scand 70:170–179

Eitinger L, Laane CL, Langfeldt G (1958) The prognostic value of the clinical picture and the therapeutic value of physical treatment in schizophrenia and the schizophreniform states. Acta Psychiatr Neurol Scand 33:33–53

Ekblom B, Lassenius B (1964) A follow-up examination of patients with schizophrenia who were treated during a long period with psychopharmacological drugs. Acta Psychiatr Scand 40:249–279

Engelhardt DM, Rosen B, Feldman J, Engelhardt JAZ, Cohen P (1982) A 15-year follow-up of 646 schizophrenic outpatients. Schizophr Bull 8:493–503

Ey H (1959) Unity and diversity of schizophrenia: clinical and logical analysis of the concept of schizophrenia. Am J Psychiatry 115:706–714

Flekkøy K, Lund I, Astrup C (1975) Prolonged clinical and experimental follow-up of hospitalized schizophrenics. Neuropsychobiology 1:47–58

Gardos G, Cole JO, LaBrie RA (1982) A 12-year follow-up study of chronic schizophrenics. Hosp Community Psychiatry 33:983–984

Hamlin RM (1970) Intellectual function 14 years after frontal lobe surgery. Cortex 6:229–307

Hastings DW (1958) Follow-up results in psychiatric illness. Am J Psychiatry 114:1057–1066

Hawk AB, Carpenter WT, Strauss JS (1975) Diagnostic criteria and five-year outcome in schizophrenia: a report from the International Pilot Study of Schizophrenia. Arch Gen Psychiatry 32:343–347

Heffner PA, Strauss ME, Grisell J (1975) Rehospitalization of schizophrenics as a function of intelligence. J Abnorm Psychol 84:735–736

Henisz J (1966) A Follow-Up Study of Schizophrenic patients. Compr Psychiatry 7:524–529

Holmboe R, Astrup C (1957) A follow-up study of 255 patients with acute schizophrenia and schizophreniform psychoses. Acta Psychiatr Neurol Kbh [Suppl] 155:61 p

Huber G, Gross G, Schüttler R (1979) Schizophrenie: Verlaufs- und sozialpsychiatrische Langzeituntersuchungen an den 1945–1959 in Bonn hospitalisierten schizophrenen Kranken. Springer, Berlin Heidelberg New York

Jedral B, Konieczynska Z, Stanczak T (1976) Some of the causes and effects of neglecting post-hospital treatment in schizophrenia. Psychiatr Pol 10:351–357

Johanson E (1958) A study of schizophrenia in the male: a psychiatric and social study based on 138 cases with follow-up. Acta Psychiatr Neurol Kbh [Suppl] 125:1–132

Johnstone EC, Owens DGC, Gold A, Crow TJ, MacMillan JF (1984) Schizophrenic patients discharged from hospital: a follow-up study. Br J Psychiatry 145:586–590

King LJ, Pittman GD (1971) A follow-up of 65 adolescent schizophrenia patients. Dis Nerv Syst 32:328–334

Knesevich JW, Zalcman SJ, Clayton PJ (1983) Six-year follow-up of patients with carefully diagnosed good- and poor-prognoses schizophrenia. Am J Psychiatry 140:1507–1510

Krasik ED, Semin IR (1982) Comparative follow-up study of first hospitalized patients with schizophrenia. Zh Nevropatol Psikhiatr 82:124–129

Kulhara P, Wig NN (1978) The chronicity of schizophrenia in North West India: results of a follow-up study. Br J Psychiatry 132:186–190

Lindberg D (1981) Management of schizophrenia: Long-term clinical studies with special reference to the combination of psychotherapy with depot neuroleptics. Acta Psychiatr Scand [Suppl] 289:1–112

Lo WH, Lo T (1977) A ten-year follow-up study of Chinese schizophrenics in Hong Kong. Br J Psychiatry 131:63–66

Markowe M, Steinert J, Heyworth-Davis F (1967) Insulin and chlorpromazine in schizophrenia: a ten year comparative survey. Br J Psychiatry 113:1101–1106

May PR, Tuma H, Dixon WJ (1976a) Schizophrenia: a follow-up study of results of treatment. I. Design and other problems. Arch Gen Psychiatry 33:474–478

May PR, Tuma H, Dixon WJ (1976b) Schizophrenia: a follow-up study of results of treatment. II. Hospital stay over two to five years. Arch Gen Psychiatry 33:481–486

Mellor CS, Sims AC, Cope RV (1981) Change of diagnosis in schizophrenia and first-rank symptoms: an eight-year follow-up. Compr Psychiatry 22:184–188

Möller HJ, Zerssen D von, Werner-Eilert K, Wüschner-Stockheim M (1982) Outcome in schizophrenic and similar paranoid psychoses. Schizophr Bull 8:99–108

Müller C, Le-Dinh T (1976) Aging of schizophrenic patients as seen through the Rorschach test. Acta Psychiatr Scand 53:161–167

Murphy HB, Raman AC (1971) The chronicity of schizophrenia in indigenous tropical peoples: results of a twelve-year follow-up survey in Mauritius. Br J Psychiatry 118:489–497

Nyman GE, Nyman AK, Nylander BI (1978) Non-regressive schizophrenia. I. A comparative study of clinical picture, social prognoses, and heredity. Acta Psychiatr Scand 57:165–192

Ojesina OJ (1979) Some social and psychological problems of schizophrenics in Nigeria. Afr Psychiatr 5:97–101

Pethö B (1977) Structure of the residual dimension: Some observations by a controlled five-year follow-up study in schizophrenics. Psychiatr Clin 10:173–185

Query JMN, Query WT (1964) Prognosis and progress: a 5-year study of 48 schizophrenic men. J Consult Clin Psychol 28:501–505

Retterstøl N (1968) Paranoid psychoses: The stability of nosological categories illustrated by a personal follow-up investigation. Br J Psychiatry 114:553–562

Ripley HS, Wolf S (1951) Long-term study of combat area schizophrenic reactions: preliminary report. Am J Psychiatry 108:409–416

Robins LN (1979) Longitudinal methods in the study of normal and pathological development. In: Kisker KP, Meyer JE, Müller C, Strömgren E (Hrsg) Psychiatrie der Gegenwart. Forschung und Praxis. Grundlagen und Methoden der Psychiatrie, Bd I. Springer, Berlin Heidelberg New York, S 627–684

Roff JD (1976) Migration and outcome in schizophrenia. J Clin Psychol 32:519–522

Rzewuska M, Angst J (1982) Aspects of the course of bipolar manic-depressive, schizo-affective, and paranoid schizophrenic psychoses. Arch Psychiatr Nervenkr 231:487–501

Salokangas RK (1978) Sozioeconomic development and schizophrenia. Psychiatr Fennica 103–112

Schwarz MJ (1956) Lobotomy: a 6-year follow-up of 45 patients. Am J Psychiatry 113:224–227

Shapiro R, Shader R (1979) Selective review of results of previous follow-up studies of schizophrenia and other psychoses. In: WHO (ed) Schizophrenia: a follow-up study. Wiley, London New York, pp 11–43

Simon W, Wirt A, Wirt R, Halloran A (1965) Long-term follow-up of schizophrenic patients. Arch Gen Psychiatry 12:510:515

Stephens JH (1978) Long-term prognosis and follow-up in schizophrenia. Schizophr Bull 4:25–47

Stephens JH, Astrup C, Mangrum JC (1966) Prognostic factors in recovered and deteriorated schizophrenics. Am J Psychiatry 122:1116–1121

Strauss JS, Carpenter WT (1974) Prediction of outcome in Schicophrenia. II: Relationship between predictor and outcome variables: a report from the WHO Internatinal Pilot Study of Schicophrenia. Arch Gen Psychiatry 31:37–42

Vaillant G (1964) Prospective prediction of schizophrenic remission. Arch Gen Psychiatry 11:509–518

Vaillant GE (1978) A 10-year follow-up of remitting schizophrenics. Schizophr Bull 4:78–85

Watt DC, Katz K, Shepherd M (1983) The natural history of schizophrenia: a 5-year prospective follow-up of a representative sample of schizophrenics by means of a standardized clinical and social assessment. Psychol Med 13:663–670

Einflüsse auf den Verlauf schizophrener Psychosen

P. Berner und R. Strobl

Methodische Problemstellung

Bei Verlaufsuntersuchungen, insbesondere wenn sie sich auf „Psychosen unbekannter Ursache" (vgl. Wing u. Wing 1982) beziehen, ist man mit einer Fülle methodischer Probleme theoretischer und praktischer Natur konfrontiert, die vor der Durchführung derartiger Studien grundlegend gelöst sein sollten. Die wichtigsten sind:

1. die Festlegung von Diagnosekriterien für das zu untersuchende Leiden;
2. Modalitäten der Stichprobenauswahl;
3. die Formulierung klarer und vergleichbarer Richtlinien für die Nachuntersuchung (Art der Erhebungsmethode etc.);
4. Auswahl und Erstellung geeigneter Datenerhebungsinstrumente (Validität, Reliabilität, Praktikabilität etc.). Im Hinblick auf die datengerechte Erfassung der Psychopathologie schizophrener Patienten stellt diese mit ihrer je nach Stadium vielgestaltigen Symptomatik ebenso wie die Beschreibung von Persönlichkeitsmerkmalen und deren Validierung ein schwer lösbares Problem dar;
5. die Definition von Kriterien, durch welche die Verlaufsgestalt ausreichend erfaßbar ist (Phase –Schub – chronischer Verlauf etc.);
6. die Definition von Umweltfaktoren, deren Einfluß auf den Verlauf untersucht werden soll (z. B. krankheits- bzw. persönlichkeitsabhängige und -unabhängige "life events");
7. die operationalisierte Erfassung sozialer Gegebenheiten und deren Veränderungen (z. B. Verhältnis zu Bezugspersonen, familiäre Kommunikationsmuster);
8. Festlegung der Evaluierungsmethoden (Frequenz, Zeit und Kontinuität der Beobachtung; Rezidiv – Definition nach psychopathologischen, sozialen oder institutionellen Kriterien? etc.).

Als methodisches Hauptproblem der Erfassung des Verlaufs schizophrener Psychosen kann die Schwierigkeit gesehen werden, ein komplexes, dynamisches Geschehen so auf vergleichbar erfaßbare Merkmale zu reduzieren, daß sie statistisch auswertbar sind. Aus der Notwendigkeit, vergleichbare und repräsentative Ergebnisse zu erhalten, gibt es nun in der Literatur bereits gut definierte Richtlinien optimaler Forschungsstrategien. So lassen z. B. prospektive Studien verläßlichere Ergebnisse erwarten als retrospektive. Derartige Richtlinien können jedoch nur als Idealforderungen gelten, an welche man sich soweit wie möglich annähern sollte. Die klinischen Verlaufsuntersuchungen müssen immer wieder aus vielerlei

Gründen, die zum Teil praktischer, zum Teil ethischer Natur sind, eine Reihe von Mängeln in Kauf nehmen. Aufgrund unterschiedlicher Methodik sind Verlaufsuntersuchungen häufig nur schwer untereinander vergleichbar. Ihre Ergebnisse lassen oft widersprüchliche Interpretationen zu oder erlauben aufgrund ihrer methodischen Mängel überhaupt keine Aussage. All diese Gesichtspunkte muß man bedenken, wenn man versuchen will, Einflüsse auf den Verlauf schizophrener Psychosen kritisch zu überdenken.

Im folgenden kann es nur darum gehen, einige Hinweise auf mögliche verlaufsbestimmende bzw. -verändernde Gegebenheiten kurz darzustellen. Hierbei sollen folgende Problemkreise zur Diskussion herausgegriffen werden:

1. Wird der Verlauf schizophrener Erkrankungen von einem „Krankheitsprozeß" oder von der Persönlichkeitsstruktur des Patienten bestimmt, und welche Beziehungen oder Wechselwirkungen bestehen möglicherweise zwischen diesen beiden?
2. Welche verlaufsgestaltende Rolle spielen das Lebensalter bei der Erstmanifestation und das Geschlecht des Erkrankten?
3. Welche Umwelteinflüsse scheinen den Verlauf zu beeinflussen?
4. Wie beeinflußt die Therapie den Krankheitsverlauf?

Einflußfaktoren auf den Verlauf

Persönlichkeit und Krankheitsprozeß

Im Hinblick auf die erstgenannte Fragestellung stehen heute zwei Thesen einander gegenüber:

1. Der Verlauf der Schizophrenie wird von einem Krankheitsprozeß determiniert. Die Persönlichkeit kommt lediglich pathoplastisch zur Geltung.
2. Die Persönlichkeit bestimmt den Krankheitsverlauf und auch dessen Ausgestaltung.

Die klassischen europäischen Schizophreniekatamnesen von M. Bleuler (1972), der Lausanner Arbeitsgruppe (Ciompi u. Müller 1976) und der Bonner Gruppe (Huber et al. 1979) sprechen ebenso wie zahlreiche andere Studien, die von einem ähnlich weiten Schizophreniebegriff ausgehen, für die letztgenannte Annahme: Aufgrund der Beobachtung, daß Hinweise auf eine stabile, gut angepaßte prämorbide Persönlichkeit (vorwiegend charakterisiert durch geringe psychopathologische Auffälligkeiten und eine gute soziale, familiäre sowie berufliche Eingliederung) mit einem günstigen Verlauf gekoppelt sind, gelangt C. Müller (1981) zu dem Schluß, daß für den Verlauf dem Persönlichkeitsfaktor das entscheidende Gewicht zukomme, der nicht durch Konstitution oder eine pathologische Heredität erfaßbar sei. Daneben hält er auch einen „gestalthaften Krankheitsfaktor" für verlaufsbestimmend: Wie in zahlreichen Untersuchungen (etwa Langfeldt 1956; Achté 1961; Vaillant 1962; Ciompi u. Müller 1976; Huber et al. 1979) gezeigt wurde, nehmen schizophrene Erkrankungen einen um so günstigeren Verlauf, je akuter, lebhafter und mobiler das anfängliche Krankheitsgeschehen ist. Müller vermutet, daß dieser Gestaltfaktor im Grunde eng mit dem Persönlich-

keitsfaktor zusammenhänge, da letztlich beide auch im Verlauf ihren Nieder-
schlag finden. Dieser Standpunkt findet seine konsequente Fortsetzung in Überlegungen, die wieder zur Einheitspsychose zurückführen könnten (Janzarik
1980). Aus dieser Sicht kann erwogen werden, daß die Unterscheidung zwischen
Schizophrenie und Zyklothymie, so wie K. Schneider (1972) dies bereits postulierte, nur eine differentialtypologische ist und daß die Psychose, je nachdem bei welcher Persönlichkeit sie auftritt, jeweils die entsprechende Gestalt annimmt. Patienten, deren Persönlichkeits- bzw. Gestaltfaktor zyklothyme und schizophrene
Züge umfaßt, würden dann in die Gruppe der „Zwischen- und Übergangsfälle"
(C. Müller 1981) gehören. Die skandinavischen Untersuchungen, die aufzeigen,
daß reaktive bzw. schizophreniforme Psychosen eine bessere Verlaufsprognose
haben, lassen sich ebenfalls dahin gehend deuten, daß die entscheidende Quer-
schnitts- und Verlaufsgestaltung in der Persönlichkeit zu suchen ist.

Der bisher geschilderten Auffassung stehen nun Hypothesen gegenüber, welche annehmen, daß die Grenzziehung zwischen Zyklothymien und Schizophreni-
en in vielen Klassifikationssystemen, insbesondere wenn diese sich auf einen weitgefaßten Schizophreniebegriff stützen, unrichtig vollzogen werden. Wohl könne
es auch im Rahmen schizophrener Erkrankungen ähnlich wie bei manisch-depressiven oder körperlich begründbaren Psychosen zu dynamischen Entgleisungen kommen (Janzarik 1959), das Spezifische dieser Leiden scheine aber in kognitiven Funktionsstörungen und einer Tendenz zur dynamischen Entleerung zu liegen. Zyklothymien hingegen seien in erster Linie durch dynamische Entgleisungen charakterisiert, welche – wenn überhaupt – nur in Ausnahmefällen zu einer
affektiven Entleerung führten. Vor allem aber fehle dieser Gruppe der endogenen
Psychosen gänzlich die für die Schizophrenien charakteristische Störung der In-
formationsverarbeitung. Da dynamische Entgleistungen aller Art, insbesondere
jene vom Typ der „Unstetigkeit", zu einer Entzügelung des impressiven Wahr-
nehmungsmodus führen, kann es hierbei zum Auftreten von Symptomen ersten
Ranges sowie zu einer Reihe von Bleulerschen Grundsymptomen wie z. B. Ambi-
valenz, Depersonalisation oder Derealisation kommen, die in den weitgefaßten
Schizophreniekonzepten als diagnostische Zuordnungskriterien verwendet werden. Dadurch würde eine Reihe von eigentlich der Zyklothymie zugehörigen Fällen fälschlicherweise der Schizophrenie zugeschlagen.

Aufgrund dieser Überlegungen haben wir bereits vor der Operationalisierung
von Diagnosekriterien durch amerikanische Autoren von uns als „Achsensyndro-
me" bezeichnete Forschungskriterien für schizophrene und zyklothyme Psychosen entwickelt (Berner 1969). In diesen wird für die Zuordnung zu den Schizophrenien das Vorliegen von formalen Denkstörungen als ausschlaggebend erach-
tet, während für zyklothyme Psychosen Veränderungen der Befindlichkeit und
der Affizierbarkeit in Kombination mit bestimmten Biorhythmusstörungen ge-
fordert werden. Liegt ein solches „endomorph-zyklothymes Achsensyndrom"
vor, so wird auch bei Vorhandensein von Symptomen ersten Ranges oder anderen produktiven Symptomen eine Zyklothymie diagnostiziert, sofern keine formalen Denkstörungen vorliegen. Sind diese jedoch mit unseren Zyklothymiekri-
terien vergesellschaftet, wird eine schizoaffektive Psychose angenommen. In einer
eigenen prospektiven Untersuchung (Berner et al. 1986) von 90 Wahnkranken,
die gemäß der traditionellen Diagnostik der Gruppe der Schizophrenien zuge-

schlagen wurden und von welchen 84 Patienten 6–9 Jahre später nachuntersucht wurden, konnte gezeigt werden, daß mit formalen Denkstörungen einhergehende Krankheitsbilder einen vorwiegend chronischen Verlauf nehmen, während bei Patienten mit einem „zyklothymen Achsensyndrom" signifikant häufiger episodisch ablaufende Krankheitsbilder zu beobachten sind.

Bei Anwendung der ICD-9-Diagnostik bzw. derjenigen des DSM III auf das gleiche Krankengut wiesen die schizoaffektiven Patienten im Vergleich zu den übrigen Schizophrenen signifikant häufiger episodische Verläufe auf (Schanda et al. 1983 a). Bei 77 Patienten dieser Studie konnten genetische Daten erhoben werden (Schanda et al. 1983 b). Auf die Gesamtgruppe bezogen ergab sich bei diesem Krankengut eine Schizophrenieprävalenz unter den Angehörigen, die höher war, als für paranoide Psychosen angegeben wird. Wurden diese aber nach den entsprechenden Achsensyndromen in Untergruppen aufgeteilt, so zeigten die Patienten mit einem endogenomorph-schizophrenen Achsensyndrom eine hohe Rate von schizophrenen Sekundärfällen, während diejenigen mit einem endogenomorph-zyklothymen Achsensyndrom eine hohe Rate von Zyklothymien in der Verwandtschaft aufwiesen. Aufgrund solcher Ergebnisse wird nahegelegt, daß eine zyklothyme Symptomgestaltung mit einem günstigen Verlauf korreliert wird sowie daß für beide Erscheinungsbilder eine erbliche Bereitschaft angenommen werden kann. Ob diese jedoch eine Disposition zu eigenständigen Krankheiten oder zu einer bestimmten Persönlichkeitsstruktur darstellt, läßt sich aus solchen Untersuchungen nicht ermitteln.

Diesem eigenen Ansatz liegen dem Versuch analoge Überlegungen zugrunde, zwischen einer negativen und einer positiven Schizophrenie zu unterscheiden, wie dies in jüngster Zeit von Strauss et al. (1974), Crow (1980 b) und Andreasen (1982) vorgeschlagen wurde.

Die genannten Autoren sehen jedoch das Entscheidende der „negativen" Schizophrenie vorwiegend in den auf dynamische Entleerung hinweisenden Merkmalen und rechnen formale Denkstörungen, mit Ausnahme von Sperrungen, zu den produktiven Symptomen. Dies widerspricht grundsätzlich nicht unserer Auffassung, da wir annehmen, daß bei Schizophrenen in nichtproduktiven Stadien nur eine Bereitschaft zum kognitiven Gleiten im Sinne eines „Verlustes von assoziativen Hierarchien" (Klosterkötter 1983) vorliegt, wie sie von der Bonner Schule für Prodromal-, Basis- und Residualstadien beschrieben wurde (Huber et al. 1966), die oft erst beim zusätzlichen Auftreten von dynamischen Entgleisungen auf das Niveau klinisch faßbarer formaler Denkstörungen gehoben wird, welche dann in schwereren Residuen auch weiter bestehen (Berner et al. 1983).

Auch die Trennung zwischen einer „positiven" und „negativen" Schizophrenie kann die Frage nicht klären, ob unterschiedliche Persönlichkeitsstrukturen für die Querschnitts- und Verlaufsverschiedenheiten verantwortlich sind.

Crow (1980 b) nimmt an, daß den negativen Schizophrenien letztlich körperlich begründbare Erkrankungen, möglicherweise unterschiedlicher Ätiologie, zugrunde liegen, während es sich bei den positiven Schizophrenien um einen anderen, vielleicht eigenständigen Erkrankungstyp handle. Meltzer (1985) beruft sich auf die bipolare Dopaminhypothese von Lecrubier u. Douillet (1983) und meint, daß im Verlauf ein und derselben Krankheit die Empfindlichkeit der postsynaptischen Dopaminrezeptoren wechseln könne, was die oft zu beobachtende Aufeinanderfolge von produktiven „positiven" und „defizitär-negativen" Stadien erklären könnte. Somit wäre es durchaus denkbar, daß bei einem Persönlichkeitstyp, der die Bereitschaft zu einem Verlust assoziativer Hierarchie in sich birgt, das Auftreten unterschiedlichster Noxen – aber auch einer genetisch determinierten endogenen Psychose – zu dem durch Denkstörungen und „negative Symptome" gekennzeichneten Krankheitsbild führen könnte, während dieselbe endogene Erkrankung ebenso wie exogene Hirnfunktionsbeeinträchtigungen – bei einem anderen Persönlichkeitstyp zum zyklothymen Bild führen könnten.

Ungeklärt bleibt schließlich auch noch die Frage der Beziehung zwischen Krankheitsprozeß und Persönlichkeit. Auf der einen Seite kann man die Auffassung vertreten, daß bestimmte Persönlichkeitstypen, wie sie etwa in den Prognoseindikatoren in ihrer Unterschiedlichkeit enthalten sind, keine „Varianten" im Sinne Jaspers' (1913), sondern bereits Vorstufen oder „formes frustes" spezifischer Krankheiten sind. Andererseits könnte es sich bei den das Krankheitsbild und den Verlauf später determinierenden Persönlichkeitszügen oder -bereitschaften bloß um quantitative Normabweichungen handeln, deren für das weitere Schicksal der Patienten so ausschlaggebende Rolle erst dann in Erscheinung tritt, wenn diese von einer Krankheit befallen werden. Letztlich steht in diesem Zusammenhang auch noch ein weiteres Problem zur Klärung an: Wenn man unter Persönlichkeit die durch Anlage und Umwelt erzeugte Charakterprägung versteht, dann kann bis heute noch nicht gesagt werden, welche von diesen beiden Determinanten tatsächlich für die Gestaltung und den Verlauf der Erkrankung die ausschlaggebende ist.

Alter und Geschlecht

Zu der Frage, welche Rolle das Alter bei der Erstmanifestation und das Geschlecht für den Krankheitsverlauf spielen können, sei auf einige einfache Ergebnisse einer Wiener prospektiven Untersuchung (Berner u. Katschnig 1984) von 200 erstmalig an einer funktionellen Psychose erkrankten Patienten hingewiesen. Es handelt sich hierbei um die bei der Erstaufnahme erhobenen Daten, da die Nachuntersuchung der Patienten (5 Jahre später) derzeit noch im Gange ist.

Die Beziehung zwischen jenen Patienten, die unter Bezugnahme auf K. Schneider's Symptome ersten Ranges der Schizophrenie und solchen, welche mittels der Wiener Forschungskriterien (endogenomorph-zyklothymes Achsensyndrom) der Zyklothymie zugeschlagen wurden, wird aus Abb. 1 ersichtlich:

Der Anteil der Frauen nimmt signifikant bei jenen diagnostischn Zuordnungen zu, die dem zyklischen Achsensyndrom entsprechen. So haben jene funktionellen Psychosen, die ein solches ohne Symptome ersten Ranges aufweisen, den höchsten Anteil an Frauen, die Gruppe hingegen, die durch Symptome ersten Ranges und das Fehlen eines zyklothymen Achsensyndroms gekennzeichnet ist, den geringsten. Während diese Unterschiede signifikant sind, besteht hinsichtlich des Alters bei der Ersterkrankung (unter 25 Jahren) derselbe Trend, erreicht allerdings nicht das Signifikanzniveau. Diese Befunde stimmen mit denjenigen von Huber et al. (1979) überein; diese Autoren fanden in ihrer Verlaufsstudie, daß Männer häufig früher erkranken als Frauen. Diese Studie kam auch zu dem Er-

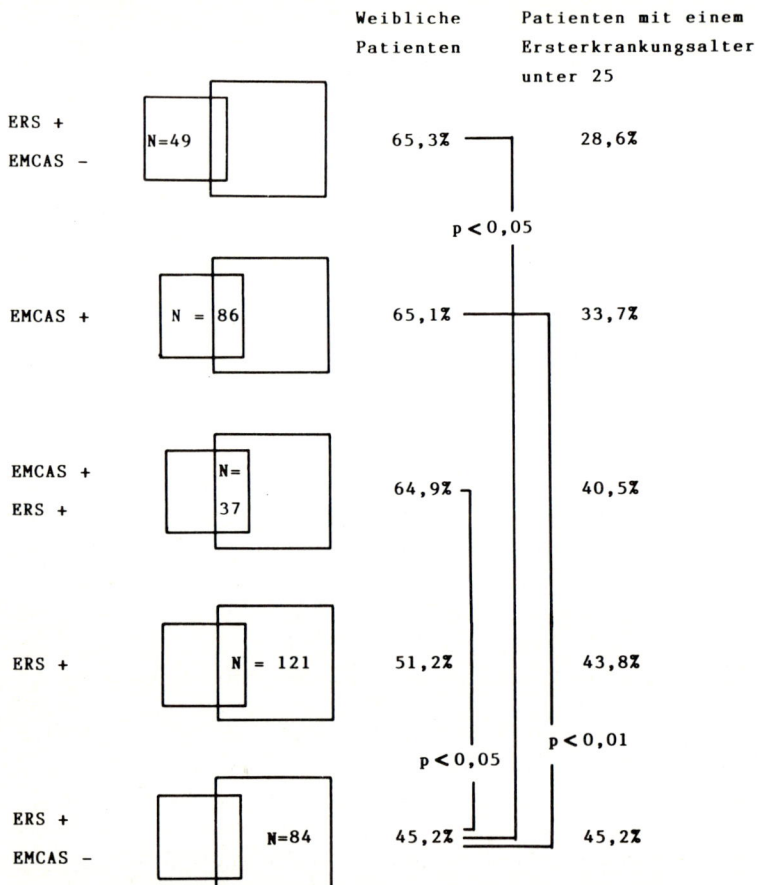

Abb. 1. Prozentsatz weiblicher Patienten und Prozentsatz der Patienten, die zum Zeitpunkt der Ersterkrankung unter 25 Jahre alt waren, nach unterschiedlichen Untergruppen von Patienten mit einem endogenomorph-zyklothymen Achsensyndrom (EMCAS) und/oder zumindest einem Erstrangsymptom nach K. Schneider (ERS) aufgeteilt

gebnis, daß ein „Symptomwechsel" vom Schizophrenen zum Zyklothymen im späteren Verlauf fast nur bei Frauen vorkomme. Allerdings bleibt auch bei solchen Befunden die Frage offen, ob die Symptomatik durch das frühe Auftreten bzw. durch das Geschlecht der befallenen Person bestimmt wird oder ob es sich bei der Zyklothymie um eine später auftretende Erkrankung handelt, die vor allem häufiger Frauen befällt, während die Schizophrenie durch einen früheren Beginn und einen bevorzugten Befall von Männern charakterisiert ist.

Somatische und peristatische Einflüsse

Bei den Umwelteinflüssen, die zur Verlaufsgestaltung beitragen könnten, muß man zwischen psychischen und somatischen unterscheiden. Über die ersteren gibt es eine große Zahl von Untersuchungen, von welchen hier nur beispielhaft die "life-event"- und "expressed-emotions"-Forschung erwähnt werden soll. Die Ergebnisse der ersteren können dahin gehend zusammengefaßt werden, daß kritische Lebensereignisse zweifelsohne Auswirkungen auf den Krankheitsverlauf haben können. Auffällig ist hierbei, daß sich bei Schizophrenen auch Alltagsereignisse und „positive" Erlebnisse ungünstig auswirken können. Diese Beobachtung läßt sich gut mit der Vulnerabilitätshypothese von Zubin u. Spring (1977) in Einklang bringen, die verständlich macht, daß nicht der objektive Stellenwert für den Belastungscharakter ausschlaggebend ist, sondern vielmehr bloß die Tatsache, ob das Ereignis eine emotionelle Resonanz hervorruft oder nicht.

In diese Richtung weisen auch die Befunde von Möller u. von Zerssen (1986), wonach Patienten mit einem ungünstigen Krankheitsverlauf mehr krankheitsabhängige (positive oder negative) kritische Lebensereignisse aufweisen als solche, deren Krankheit einen günstigen Verlauf nimmt. Auch die Diskussion der Bedeutung von Umwelteinflüssen für den Krankheitsverlauf führt also wieder zu der schon eingangs erörterten Frage zurück, ob ein Krankheitsprozeß oder die Persönlichkeit die mangelnde Fähigkeit bedingt, Ereignisse zu bewältigen. Wie dem auch sei, zeigen die Untersuchungen der Englischen Schule, daß Kommunikationsstil, Atmosphäre und Einstellung zur Prognose innerhalb der Familie eine Rolle bei der Rückfallhäufigkeit spielen und daß die Einstellung der Bezugspersonen tatsächlich den wichtigsten Indikator dafür darstellt, welchen Verlauf die Erkrankung in den Folgemonaten nach der Entlassung nehmen wird. Die betreffenden „Studien" weisen darauf hin, daß Patienten, deren Angehörige durch ein emotionelles Überengagement gekennzeichnet sind, dann einen günstigeren Krankheitsverlauf zeigen, wenn man die Kontakte zu diesen Schlüsselpersonen entsprechend einschränkt oder – falls dies nicht möglich ist – die Kranken durch eine entsprechende neuroleptische Medikation „abschirmt". Die neuroleptische Abschirmung wirkt sich gerade bei jenen Schizophrenen am positivsten aus, die in einer derartigen Situation leben (Vaughn u. Leff 1976). MacMillan et al. (1986) und Müller et al. (1986) mahnen allerdings zur Vorsicht bei der kausalen Interpretation dieser Befunde, da offensichtlich Dauer und Schweregrad der Erkrankung zu einer besonders spannungsreichen Familienatmosphäre führen können.

Während sich in der Literatur die Hinweise mehren, daß der soziale Abstieg Schizophrener krankheitsbedingt ist ("drift"-Hypothese nach Goldberg u. Morrison 1963; Dunham 1965), scheint es doch soziale Einflüsse zu geben, die sich unmittelbar auf den Verlauf auswirken. In diesem Sinne wurden transkulturelle Unterschiede gewertet: In der internationalen Vergleichsstudie schizophrener Verläufe (WHO 1979) zeigte sich, daß in Entwicklungsländern mehr günstige Krankheitsverläufe zu beobachten waren als in den Industriestaaten. Dies wurde darauf zurückgeführt, daß in den ersteren psychisch Erkrankte von Familie und Gesellschaft eher akzeptiert werden und durch die dort üblichen Großfamilien vor Isolation und Verwahrlosung bewahrt bleiben. Im Hinblick auf die methodischen Probleme derartiger Studien und auf die Frage, ob nicht bei gewissen ethnischen Gruppen eine erhöhte Bereitschaft zu emotionellen Entgleisungen und damit zur Entstehung von produktiven Symptomen vorliegt, ist allerdings bei der Interpretation dieser Ergebnisse Vorsicht geboten. So stellt sich auch die Frage, inwieweit der vorwiegend abstrakt-sachliche Denkstil höher entwickelter Staaten eher zur

Überforderung kognitiver Leistungen führen kann, als das bildhaft-magische Denken unterentwickelter Kulturkreise. Den häufig als prognostisch ungünstig vermuteten "broken-home"-Situationen kommt nach bisherigen Ergebnissen (Huber et al. 1979; Harrow et al. 1969) keine spezifische Bedeutung zu.

Dafür, daß somatische Einflüsse unmittelbar – und nicht nur über den Umweg einer mit ihnen verbundenen seelischen Belastung – verlaufsbestimmend wirken können, gibt es eine Reihe von Hinweisen. So zeigten bereits die pneumenzephalographischen Befunde Hubers (1957) ebenso wie später die CT-Befunde Crows (1980a) einen Zusammenhang zwischen atrophischen Prozessen und chronisch verlaufenden „negativen Schizophrenien". Wenn hirnatrophische Veränderungen vorhanden sind, so bestehen sie allerdings schon zu Beginn der Erkrankung. Sie stehen weder mit der Dauer der Krankheit und der Hospitalisierung noch mit der Art und Dauer der Therapie in Zusammenhang. Wenn man auch nicht unbedingt Crow folgen muß, daß es sich bei der negativen und positiven Schizophrenie um verschiedene Krankheiten handelt, so gibt es doch Hinweise dafür, daß atrophische Veränderungen unterschiedlicher Ätiologie den Verlauf schizophrener Psychosen insofern beeinflussen, als sie mit einer schlechten prämorbiden Ausgangsposition (Weinberger et al. 1980), einem Überwiegen der Negativsymptomatik und kognitiver Störung (Andreasen 1982) sowie mit einem schlechten Ansprechen auf eine neuroleptische Therapie (Weinberger et al. 1983) korrelieren.

Einflüsse der Therapie

Für die Diskussion über die Rolle von therapeutischen Maßnahmen auf den Krankheitsverlauf sind die somatischen von den psychosozialen Behandlungsmethoden zu trennen. Im Hinblick auf somatische Therapien kann als gesichert gelten, daß sich sowohl die ECT-Behandlung als auch die Gabe von Neuroleptika für die Akutbehandlung schizophrener Psychosen als wirksam erweisen (May et al. 1981; Salzman 1980). Dies kommt zumindest darin zur Geltung, daß kürzere Hospitalisierungszeiten ohne häufigere Wiederaufnahmen eine Bettenreduktion der psychiatrischen Krankenhäuser ermöglicht haben. Die positive Wirkung der Neuroleptika gegenüber Plazebo konnte wiederholt eindeutig belegt werden (Hogarty u. Goldberg 1977). Mittelfristig scheinen sie der Elektrokrampfbehandlung überlegen zu sein. Aufgrund der Symptomunterdrückung bei akuten Psychosen und bei Exazerbationen von chronischen Schizophrenien durch Neuroleptika ist überhaupt erst die Einführung psychosozialer Zusatz- bzw. Alternativbehandlung in ambulanten und teilstationären Einrichtungen ermöglicht worden (Möller u. von Zerssen 1986). Unklar und noch nicht ausreichend untersucht ist allerdings, welche Bedeutung der Akutbehandlung für den langfristigen Verlauf von Schizophrenien zukommt. Huber et al. (1979) konnten in ihrem Krankengut einen positiven Effekt der stationären Frühaufnahme auf die Langzeitprognose feststellen. M. Bleuler (1972) meint, daß Katastrophenschizophrenien verschwunden und schwere Psychosen und Endzustände seit der Einführung der biologischen Therapien seltener geworden seien, daß sich aber ansonsten der langfristige Verlauf dieser Erkrankungen nicht grundsätzlich verändert habe. Daß die

Langzeittherapie zu einer Remissionsstabilisierung, einer Rezidivprophylaxe und einer dauernden Symptomsuppression (Helmchen 1979) führen kann, ist durch zahlreiche gut kontrollierte Untersuchungen erwiesen (Davis et al. 1983; Pietzker 1978; Tissot 1982; May u. Goldberg 1978; Hogarty et al. 1979). Fraglich und wenig erforscht ist hingegen, ob Neuroleptika über diese Effekte hinaus mittel- bzw. langfristig tatsächlich die psychopathologische Symptomatik sowie die soziale Anpassung verbessern können. Nach Huber et al. (1979) führen Neuroleptika zu einem sog. pharmakogenen Syndromwandel von der schizophrenen Defektpsychose zum gemischten Residuum und damit zu einer besseren sozialen Prognose. Hogarty u. Goldberg (1977) sehen ebenfalls einen positiven Einfluß der neuroleptischen Therapie auf die soziale Remission. Diese hängt allerdings auch vom Angebot rehabilitativer Einrichtungen und von der Lage am Arbeitsmarkt ab. Es gibt aber immer noch eine große Zahl von (chronischen) Patienten, bei welchen trotz durchgehender Langzeittherapie mit Neuroleptika mit einer Rezidivquote von etwa 30% gerechnet werden muß (Möller u. von Zerssen 1986).

Über die verlaufsbeeinflussende Bedeutung von psycho- und soziotherapeutischen Maßnahmen liegen eine Reihe methodisch gut fundierter Studien vor. Während insbesondere die Wirksamkeit rehabilitativer Verfahren zumindest für den Kurzzeitverlauf relativ gut belegt ist (Wing 1972), ist die Relevanz psychodynamisch orientierter psychotherapeutischer Maßnahmen noch in Diskussion (Möller u. von Zerssen 1986).

Tiefenpsychologische Verfahren allein haben sich bei floriden Psychosen offensichtlich nicht als hilfreich erwiesen (May u. Simpson 1984; Grinspoon et al. 1968, 1972). In Kombination mit einer neuroleptischen Therapie konnten zusätzliche positive Effekte sozial- und familientherapeutischer Verfahren nachgewiesen werden (Leff u. Vaughn 1981; Falloon et al. 1982, 1984, 1985; Mosher u. Gunderson 1980). Klein et al. (1981) kamen in ihren Untersuchungen zu dem erstaunlichen Befund, daß unter den mit Plazebo behandelten Patienten diejenigen die deutlichste Besserung zeigten, die keine stützende Psychosoziotherapie erhielten. Man muß daher annehmen, daß diese unter Umständen sogar im Sinne der Überforderung für den Kranken nachteilhaft sein kann. Aufgrund der Mehrzahl der in der Literatur angeführten diesbezüglichen Studien scheint es erwiesen zu sein, daß die besten Verlaufsbeeinflussungsergebnisse durch eine Kombination von psycho- und soziotherapeutischen Maßnahmen mit Neuroleptika erzielt werden.

Letztlich scheinen jedoch auch Therapeutenvariablen den Krankheitsverlauf zu beeinflussen. Abgesehen von dem bislang schwer objektivierbaren möglichen unmittelbaren Einfluß der Therapeutenpersönlichkeit auf den Verlauf ergeben sich hier auch vielleicht Interaktionen zwischen psychischer Beeinflussung und somatischer Therapie. Dies wurde insbesondere im Hinblick auf den Behandlungsstil und die Einstellung des Arztes zur Neuroleptikatherapie untersucht. So konnten Häfner et al. (1960) zeigen, daß dieser Behandlungsform gegenüber positiv eingestellte Ärzte Neuroleptika möglicherweise höher dosieren, als Ärzte, die ihr gegenüber skeptisch sind. Die letzteren werden aber offensichtlich dazu verleitet, die Bedeutung dieser Medikamente zu unterschätzen oder zu negieren, was zu einem Plazeboeffekt führen könne. Psychodynamisch und sozialpsychiatrisch orientierte Psychiater mit einer negativen Einstellung gegenüber Psychopharmaka könnten die Patienten so beeinflussen, daß die Wirksamkeit der Medikamente beeinträchtigt wird (Rickels 1969; Shapiro 1969; Patzold et al. 1976).

Krankheitsverlauf eines monozygoten Zwillingspaares

Insgesamt zeigt eine Vielzahl von Längsschnittuntersuchungen, daß der Krankheitsverlauf schizophrener Psychosen offenbar doch bis zu einem gewissen Grad beeinflußbar ist. Andererseits scheint es jedoch eine Eigengesetzlichkeit der Krankheitsverläufe zu geben, welche diese Beeinflussungsmöglichkeiten in engen Grenzen hält (Jonsson u. Nyman 1984; Müller et al. 1986). Von der Eigendynamik dieses Erkrankungsprozesses mag es abhängen, unter welchen Umständen die diskutierten Einflüsse den Krankheitsverlauf zu ändern vermögen. Allerdings sind wir heute noch lange nicht imstande, diese Bedingungen fassen zu können, wie abschließend anhand der Langzeitverläufe bei einem eineiigen Zwillingspaar dargestellt werden soll.

Zunächst seien die wichtigsten Daten der beiden Patientinnen zum Verständnis der Abb. 2 und 3 schlagwortartig angeführt:

Familienanamnese. Keine psychiatrischen Auffälligkeiten in der Verwandtschaft bekannt. Vater wird als streng, Mutter als überfürsorglich und ängstlich beschrieben. Eltern leben in einer kleinen Ortschaft, sie führten gemeinsam einen Handwerksbetrieb.

Frühe Entwicklung. Komplikationslose Geburt. Patientin A Erstgeborene. Keine weiteren Geschwister. Beide Mädchen waren gute Schülerinnen, „die schönsten Kinder im Ort", sehr ehrgeizig. Konkurrenzkampf zwischen den Zwillingsschwestern. Patientin B war immer die Überlegene, auch in der Schule, war im Gegensatz zu ihrer Schwester selbständiger und dynamischer. Patientin A verließ mit 14 Jahren das Elternhaus, besuchte die Fachschule in der Umgebung von Wien; Patientin B absolvierte das Gymnasium, studierte in Wien; beide wollten unabhängig von ihren Eltern sein, Patientin B finanzierte sich ihr Studium weitgehend selbst durch Nebenverdienst.

Im Gegensatz zu einer Reihe in der Literatur angeführten Darstellungen psychotischer Zwillinge hatten diese neben ihrer monozygoten genetischen Homogenität eine bis zur Pubertät vergleichbare Erziehung, Kindheitsentwicklung sowie das gleiche geographische und soziale Umfeld. Während ihrer Erkrankung wurden beide bisher von demselben Arzt betreut. Die Verschiedenheit der Verlaufsgestaltung läßt sich also weder auf eine unterschiedliche prämorbide Beeinflussung noch auf Unterschiede im sozialen Netzwerk und therapeutischen Vorgehen während der Krankheit zurückführen. Die beiden Zwillingsschwestern lebten seit ihrer Erkrankung ständig in Wien.

Aus der zahlreichen Literatur über konkordante und diskordante Zwillinge ist bekannt, daß

1. weibliche Zwillinge häufiger konkordant sind als männliche (Rosenthal 1961),
2. die Konkordanzrate bei Zwillingen, die lange zusammengelebt haben, höher ist (Kallmann 1946) und daß sie in positivem Zusammenhang mit dem Schweregrad der Erkrankung des einen Zwillings steht (Gottesman u. Shields 1966),

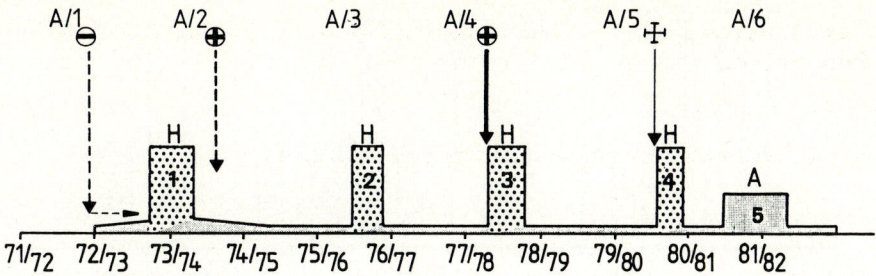

Abb. 2. Verlauf der Krankheit bei Patientin A (1972–1982):

A/1 = Erstmanifestation mit 18 Jahren. War durch Schulsituation überfordert

A/2 = Arbeitet nach Hospitalisierung als Büroangestellte

A/3 = 2. Hospitalisierung. Rückfall ohne erkennbaren Anlaß

A/4 = 3. Hospitalisierung auf Hochzeitsreise

A/5 = 4. Hospitalisierung im Anschluß an den Tod der Großmutter (subjektiv wichtigste Bezugsperson)

A/6 = Erstmals ambulante Behandlung einer psychotischen Episode. Patientin war danach völlig beschwerdefrei, machte Führerschein, hatte Kinderwunsch, war Hausfrau

3. diejenigen, die ein geringeres Geburtsgewicht bzw. eine perinatale Komplikation hatten, auch eher bzw. früher erkrankten (Pollin et al. 1966);

4. zwar die Wahrscheinlichkeit von Geburtskomplikationen bei Zwillingen größer ist und die Identitätsproblematik von gleichgeschlechtlichen Zwillingen zur Entwicklung einer schizophrenen Ich-Störung beitragen kann (Jackson 1960), daß aber dennoch Zwillinge nicht häufiger als andere an Schizophrenie erkranken (Rosenthal 1961),

5. psychotische Zwillinge eine „ansteckende" Wechselwirkung aufeinander ausüben können (Berger u. Kohl 1976) und

6. daß die vital schwächeren, unterwürfigeren und kontaktärmeren Zwillinge eher dazu disponiert sind, überhaupt – und bei Konkordanz – als erste zu erkranken (Tienari 1963; Rosenthal 1963).

In Übereinstimmung mit der genannten Literatur erkrankte auch bei diesen Zwillingen die unselbständigere, unterlegene Schwester zuerst; sicherlich spielten bei unseren Fällen Identitätsprobleme eine Rolle.

Der Vergleich des Krankheitsverlaufes dieser beiden monozygoten Zwillingsschwestern, der hier nur gerafft dargestellt werden kann, zeigt, wie ähnlich auf der

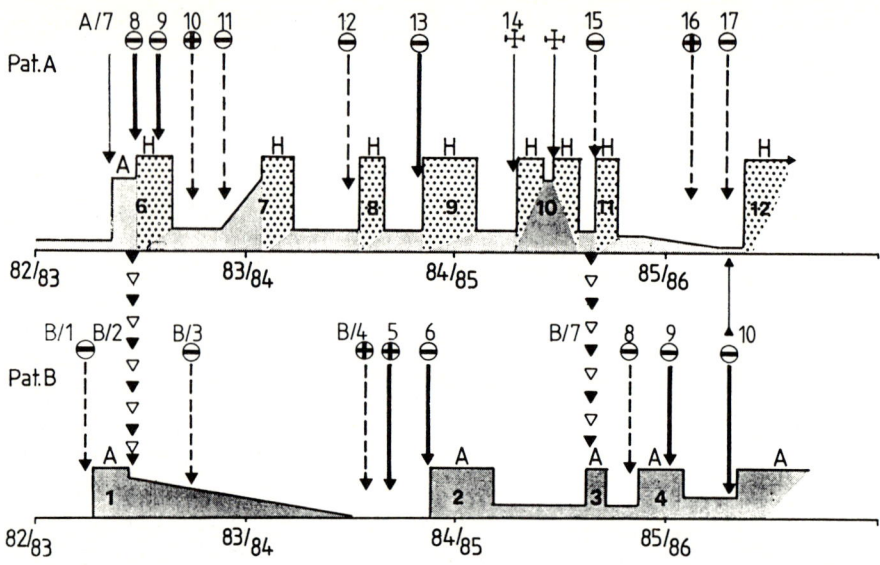

H = Hospitalisierung

A = ambulante Behandlung einer psychotischen Episode

„Life events"

┼   Todesfall in der Verwandtschaft

⊕ Erfolg
⊖ Mißerfolg } Ausbildung, Arbeitsplatz

⊕ Verehelichung
⊖ Scheidung } Partnerbeziehung

Abb. 3. Verlauf der Krankheit bei beiden Zwillingsschwestern (1982–1986)

Patient A:

A/7 = Einladung der Mun-Sekte (s. Text) an ihre inzwischen erkrankte Schwester B

A/8 = Ehemann wird in Wahnsystem einbezogen. Ehekrise. 5. Hospitalisierung

A/9 = Ehemann verläßt während dieser Hospitalisierung die gemeinsame Wohnung

A/10 = Anstellung als Verkäuferin

A/11 = Überforderung am Arbeitsplatz führt zum neuerlichen Rezidiv und schließlich zur 6. Hospitalisierung

A/12 = Geschützter Arbeitsplatz. Mißerfolg bei Ausbildungskursus führt zur 7. Hospitalisierung

A/13 = 8. Hospitalisierung nach Ankündigung des Scheidungsverfahrens

A/14 = 9. Hospitalisierung nach Tod des Vaters. Verschlechterung durch folgenden Tod des Onkels

A/15 = 10. Hospitalisierung und zugleich 1. Zwangseinweisung bei Wasserrohrbruch in der eigenen Wohnung

A/16 = Arbeitsbeginn als Büroangestellte

A/17 = Probleme am Arbeitsplatz und Scheidungsverfahren der Schwester führen zur 11. Hospitalisierung

einen Seite und wie verschieden auf der anderen genetisch identische Psychosen bei vergleichbaren Entwicklungsbedingungen verlaufen können.

Ähnlichkeiten

Im Vorfeld der Erstmanifestationen beider Schwestern gab es schulische Überforderungen, die zu einem Schlafdefizit führten.

Beide Schwestern waren zum Zeitpunkt ihrer Erstmanifestation mit ihren späteren Ehemännern befreundet. Beide fühlten sich von den zukünftigen Schwiegermüttern abgelehnt und verarbeiteten dies paranoid in ihrer Psychose, indem sie sich von diesen Familien manipuliert und beeinflußt fühlten.

Beide Patientinnen zeigten ein sowohl inhaltlich wie auch formal ähnliches psychotisches Zustandsbild im Querschnitt (Sperrungen und andere formale Denkstörungen, Halluzinationen – die eine Schwester halluzinierte jeweils die Stimme der anderen –, Ich-Identitätsstörungen, Beeinflussungserlebnisse, Parathymie).

Beide Geschwister haben ein fast identisches Eheschicksal. Sie heirateten nach Krankheitsbeginn, litten unter der starken Mutterbindung ihrer Männer und wurden infolge der rezidivierenden Schübe geschieden, während welchen sie jeweils ihre Ehepartner in ihr Wahnsystem einbezogen.

Bei beiden spielten sowohl berufliche oder schulische Leistungsanforderungen bzw. Mißerfolge wie auch Probleme in der Partnerschaft jeweils bei der Auslösung psychotischer Episoden eine wesentliche Rolle.

Unterschiede

Die unterlegenere, abhängigere und weniger dynamische Schwester (Patientin A) erkrankte mit 18 Jahren, während die „stärkere" erst 10 Jahre später psychotisch wurde. Obwohl das Ausmaß und die Gestalt der psychotischen Episoden mit denen der Schwester vergleichbar waren und kein Unterschied in der Therapie und in der Mithilfe von Bezugspersonen bestand, konnten bei der später erkrankten

---

Patient B:

B/1	=	Psychiatrische Erstmanifestation (Alter 28 Jahre) nach Schlafentzug durch nächtelanges Lernen auf wichtige Prüfung im Studium
B/2	=	Spitalseinweisung der Schwester führt zur Krankheitseinsicht und Besserung
B/3	=	Prüfung wird in psychotischem Zustand mit negativem Erfolg absolviert, ohne aber eine wesentliche Auswirkung auf den Zustand zu haben
B/4	=	Prüfung wird in gesundem Zustand bestanden
B/5	=	Hochzeit
B/6	=	Ehekonflikt führt zur Exazerbation
B/7	=	Zwangseinweisung der Schwester führt zur psychotischen Identifikation
B/8	=	Verlust des Arbeitsplatzes
B/9	=	Scheidungsankündigung
B/10	=	Einleitung des Scheidungsverfahrens

Schwester (Patientin B) alle psychotischen Phasen ambulant behandelt werden. Die vital schwächere Schwester mußte hingegen im Laufe von 13 Jahren 11mal hospitalisiert werden. Bei ihr gelang nur ein einziges Mal eine ambulante Behandlung.

Während bei der ersterkrankten, abhängigeren Schwester Todesfälle in der nahen Verwandtschaft (Großmutter, Vater, Onkel) jeweils eine psychotische Episode auslösten, hatten diese bei ihrer Schwester keine krankheitsrelevanten Folgen.

Wechselwirkungen

Die später erkrankte Schwester identifizierte sich erst mit der Krankheit ihrer Schwester, nachdem sie selbst an dieser Krankheit litt.

Der früher erkrankten, bereits „erfahrenen" Schwester gelang es viel besser, „therapeutisch" auf die andere einzuwirken und im Management der ambulanten Betreuung behilflich zu sein.

Als die Patientin A ihrer kranken Schwester B bei deren Erstmanifestation hilfreich zur Seite stand, hatte sie zwar die Befürchtung einer für sie gefährlichen Identifikation, konnte sich jedoch bis zu einem schicksalhaften Ereignis gut davon distanzieren: Sie (Patientin A) fühlte sich in ihren bisherigen Psychosen jeweils von der "mun"-Sekte verfolgt. Als zufällig bei der psychotischen Schwester (Patientin B) eine briefliche Einladung der "mun"-Sekte (tatsächlich) einlangte, aktualisierte dies offensichtlich als „Schlüsselreiz" die "mun"-Thematik und löste bei ihr unmittelbar ein psychotisches Rezidiv aus, welches zur Spitalseinweisung und zur Trennung von ihrem Ehemann führte.

Die vitalere Schwester (Patientin B) identifizierte sich seit ihrer eigenen Erkrankung in einer sehr ambivalenten Weise (ablehnend vs. mitfühlend) mit den psychotischen Erlebnissen ihrer Schwester. So löste z. B. deren Zwangseinweisung bei ihr einen psychotischen Rückfall aus, wobei die Symptomatik inhaltlich durch die Identifizierung geprägt war. Ihre Schwester mit der längeren Krankheitsgeschichte ließ sich weniger „anstecken".

Die Darstellung dieses langjährigen Krankheitsverlaufes konkordanter eineiiger Zwillinge zeigt, wie eng die Eigendynamik der Erkrankung mit der Persönlichkeit und der damit verbundenen Verarbeitung und Gestaltung von Lebensereignissen verwoben ist. Diese Darstellung verdeutlicht uns auch, daß die angeführten Einflußvariablen auf den Verlauf schizophrener Psychosen bis zu einem gewissen Grade eine Bestätigung finden. Die Tatsache, daß die Patientin A anläßlich ihrer Hochzeit psychotisch exazerbierte, untermauert u. a. den Befund der life-event-Forschung, dem zufolge auch sog. positive Ereignisse bei Schizophrenen zum Rezidiv führen können. Diese Verlaufsdarstellung zeigt ferner, wie trotz guter prämorbider Ausgangsposition die Krankheit ihre sozialen Spuren hinterläßt und daß vital stärkere Persönlichkeiten zwar bessere Kompensationsmöglichkeiten haben, dem Schicksal der Krankheit jedoch bis zu einem gewissen Grad ausgeliefert sind. Der Verlauf derselben unterliegt offensichtlich dem Einfluß unspezifischer Lebensereignisse, die jedoch für die betroffene Person in für sie typischer

Weise wirksam werden. Umweltfaktoren können in diesem Sinne als „Schlüssel-reize" auf den Verlauf eines mehr oder weniger schicksalhaften Krankheitspro-zesses einwirken. Was zum Schlüsselreiz wird, hängt von der betroffenen Persön-lichkeit und ihrer Lebensgeschichte ab. Man kann daher wohl M. Bleuler (1984) zustimmen, der anläßlich eines Rückblickes auf eine bereits 100jährige Schizo-phrenieforschung zusammenfaßt, daß schizophrene Psychosen persönlich und verschiedenartig verlaufen.

Literatur

Achté KA (1961) Der Verlauf von Schizophrenien und der schizophreniformen Psychosen. Acta Psychiatr Scand [Suppl] 155
Andreasen NC (1982) Negative symptoms in schizophrenia. Arch Gen Psychiatry 39:784–788
Andreasen NC, Olsen SA, Dennert JW, Smith HR (1982) Ventricular enlargement in schizophre-nia: relationship to positive and negative symptoms. Am J Psychiatry 139:297–302
Berger G, Kohl U (1976) Identische Psychosen bei einem eineiigen Zwillingspaar. Fortschr Neu-rol Psychiatr 44:373–378
Berner P (1969) Der Lebensabend der Paranoiker. Wien Z Nervenheilk 27:115–161
Berner P, Katschnig H (1984) Approche polydiagnostique en recherche psychiatrique. Ann Med Psychol (Paris) 142:825–831
Berner P, Küfferle B, Schanda H (1983) Are there plus and minus symptoms "specific" for schizophrenia? Proceedings of the 7th World Congress of Psychiatry, Vienna, pp 427–433
Berner P, Gabriel E, Kieffer W, Schanda H (1986) Paranoid psychoses Psychopathologie 19:16–29
Bleuler M (1972) Die schizophrenen Geistesstörungen im Lichte langjähriger Kranken- und Fa-miliengeschichten. Thieme, Stuttgart
Bleuler M (1984) Das alte und das neue Bild der Schizophrenen. Schweiz Arch Neurol Neurochir Psychiatr 135:143–149
Ciompi L, Müller C (1976) Lebensweg und Alter der Schizophrenen. Springer, Berlin Heidelberg New York
Crow TJ (1980a) Positive und negative schizophrenic symptoms and the role of dopamine. Br J Psychiatry 139:379–386
Crow TJ (1980b) Molecular pathology of schizophrenia: more than one disease process. Br Med J 280:66–68
Davis J, Janicak P, Linden R, Moloney J, Pavkovic (1983) Neuroleptics and psychiatric dis-orders. In: Coyle JT, Enna SJ (eds) Neuroleptics: neurochemical, behavioral and clinical per-spectives. Raven, New York, pp 15–64
Dunham HW (1965) Community and schizophrenia: an epidemiological analysis. Wayne State University, Detroit
Falloon IRH, Boyd JL, McGill CW, Razan J, Moss HB, Gilderman AM (1982) Family manage-ment in prevention of exacerbations of schizophrenia. N Engl J Med 306:1437–1440
Falloon IRH, Boyd JL, McGill CW (1984) Behavioral family management of mental illness: en-hancing family coping in community care. Guilford, New York
Falloon IRH, Boyd JL, McGill CW et al. (1985) Family management in the prevention of mor-bidity of schizophrenia: clinical outcome of a two-year longitudinal study. Arch Gen Psy-chiatry 42:887–896
Goldberg EM, Morrison SL (1963) Schizophrenia and social class. Br J Psychiatry 109:762–785
Gottesman JJ, Shields J (1966) Schizophrenia in twens. 16 years consecutive admissions to a psy-chiatric clinic. Br J Psychiatry 112:809–818
Grinspoon L, Ewalt JR, Shader R (1968) Psychotherapy and pharmacotherapy in chronic schizophrenia. Am J Psychiatry 124:1645–1652
Grinspoon L, Ewalt JR, Shader RJ (1972) Schizophrenia: pharmacotherapy and psychotherapy. Williams & Wiltens, Baltimore

Häfner DP, Sacks JU, Mason AS (1960) Physican's attitudes toward chemotherapy as a factor in psychiatric patients responses to Medication. J Nerv Ment Dis 131:64–66

Harrow M, Tucker GJ, Bromet E (1969) Factors related to the short-term prognosis of schizophrenic patients. Arch Gen Psychiatry 21:195–202

Helmchen H (1979) Neuroleptische Langzeitmedikation in der Praxis. Mkurse ärztl Fortbild 29:800–801

Hogarty GE, Goldberg SC (1977) Temporal effects of drugs and placebo in delaying relapse in schizophrenic outpatients. Arch Gen Psychiatry 34:297–301

Hogarty GE, Scholler NR, Ulrich R, Mussare F, Ferro F, Herron E (1979) Fluphenazine and social therapy in the aftercare of schizophrenic patients: relapse analyses of a two-year controlled trail. Arch Gen Psychiatry 36:1283–1294

Huber G (1957) Pneumoencephalographische und Psychopathologische Bilder bei endogenen Psychosen. Springer, Berlin Göttingen Heidelberg

Huber G (1966) Reine Defektsyndrome und Basisstadien endogener Psychosen. Fortschr Neurol Psychiatr 34:409–426

Huber G, Gross G, Schüttler R (1979) Schizophrenie: Eine Verlaufs- und sozialpsychiatrische Langzeitstudie. Springer, Berlin Heidelberg New York

Jackson DD (1960) A critique on the genetics of schizophrenia. In: Jackson DD (ed) The etiology of schizophrenia. Basic Books, New York, pp 37–87

Janzarik W (1959) Dynamische Grundkonstellationen in endogenen Psychosen. Springer, Berlin Göttingen Heidelberg

Janzarik W (1980) Der schizoaffektive Zwischenbereich und die Lehre von den primären und sekundären Seelenstörungen. Nervenarzt 51:272–279

Jaspers K (1913) Allgemeine Psychopathologie, 9. Aufl 1973. Springer, Berlin Heidelberg

Jonsson H, Nyman AK (1984) Prediction of outcome in schizophrenia. Acta Psychiatr Scand 69:274–291

Kallmann FJ (1946) The genetic theory of schizophrenia. Am J Psychiatry 103:309–322

Klein DF, Gittelman R, Quitkin F, Rifkin A (1981) Diagnosis and drug treatment of psychiatric disorders: adults and children, 2nd edn. Williams & Wilkins, Baltimore London

Klosterkötter J (1983) The newer concepts of basic disorders and the original concept of schizophrenia: proceedings of the 7th World Congress of Psychiatry, Vienna, pp 465–471

Langfeldt G (1956) The prognosis of schizophrenia. Acta Psychiatr Neurol Scan [Suppl] 110

Lecrubier Y, Douillet P (1983) Neuroleptics and the bipolar dopaminergic hypothesis of schizophrenia. In: Ackenheil M, Matussek N (eds) Special aspects of psychopharmacology. Expansion Scientifique Française, Paris, pp 375–382

Leff JP, Vaughn C (1983) The role of maintenance therapy and relatives expressed emotion in relapse of schizophrenia: a 2 year follow-up. Br J Psychiatry 139:102–104

MacMillan JF, Gold A, Crow TJ, Johnson AL, Johnstone EC (1986) Expressed emotion and relapse. Br J Psychiatry 148:133–143

May PR, Goldberg SC (1978) Prediction of schizophrenic patients response to pharmacotherapy. In: Lipton MA, di Mascio A, Killnam KF (eds) Psychopharmacology: a generation of progress. Raven, New York, pp 1139–1152

May PR, Simpson M (1984) Schizophrenie: Beurteilung des Behandlungserfolges. In: Freedman AM, Kaplan HI, Sadock BJ, Peters UH (Hrsg) Schizophrenie, affektive Erkrankungen, Verlust und Trauer. Thieme, Stuttgart (Psychiatrie und Praxis, Bd 1, S 203–254)

May PR, Tuma AH, Dixon WJ, Yale C, Thiele DA, Kraude WH (1981) Schizophrenia: follow-up study of the results of 5 forms of treatment. Arch Gen Psychiatry 38:776–786

Meltzer HY (1985) Dopamine and negative symptoms in schizophrenia: critique of the type I–II hypothesis. In: Murray A (ed) Controversies in schizophrenia. Guilford, New York London, pp 110–136

Möller HJ, Zerssen D v (1986) Der Verlauf schizophrener Psychosen. Springer, Berlin Heidelberg New York Tokyo

Mosher LR, Gunderson JG (1980) Group, family, milieu and community support systems treatment for schizophrenia. In: Bellak L (ed) The disorders of the schizophrenic syndrome. Basic Books, New York

Müller C (1981) Psychische Erkrankungen und ihr Verlauf sowie ihre Beeinflussung durch das Alter. Huber, Bern Stuttgart Wien

Müller P, Günther U, Lohmeyer J (1986) Behandlung und Verlauf schizophrener Psychosen über ein Jahrzehnt. Nervenarzt 57:332–341

Patzold U, Krüger H, Angermeyer M (1976) Einfluß nicht-pharmakologischer Faktoren auf den Neuroleptikaverbrauch bei stationär-psychiatrischer Akutbehandlung. Psychiatr Prax 3:222–229

Pietzker A (1978) Langzeitmedikation bei schizophrenen Kranken. Nervenarzt 49:518–533

Pollin W, Stabenau JR, Tupin H (1966) Life history differences in identical twins discordant for schizophrenia. Am J Orthopsychiatry 36:492–509

Rickels K (ed) (1969) Non-specific factors in drug therapy. Thomas, Springfield Ill

Rosenthal D (1961) Sex distribution and the severity of illness among samples of schizophrenic twins. J Psychiatr Res 1:26–36

Rosenthal D (1963) The genuin quadruplex. Basic Books, New York

Salzman C (1980) The use of ECT in the treatment of schizophrenia. Am J Psychiatry 137:1032–1040

Schanda H, Thau K, Küfferle B, Berner P (1983 a) The polydiagnostic approache in delusional syndromes: Proceedings of the 7th World Congress of Psychiatry, Vienna, pp 115–120

Schanda H, Berner P, Gabriel E, Kronberger ML, Küfferle B (1983 b) The genetics of delusional psychoses. Schizophr Bull 9:563–570

Schneider K (1972) Klinische Psychopathologie, 10. Aufl. Thieme, Stuttgart

Shapiro AK (1969) Jatroplacebogenics. Int Pharmacopsychiatry 2:215–222

Strauss JS, Carpenter WT, Bartko JJ (1974) The diagnosis and understanding of schizophrenia. II. Speculations on the processes that underlie schizophrenic symptoms and signs. Schizophr Bull 11:61–76

Tienari P (1963) Psychiatric illnesses in identical twins. Acta Psychiatr Scand [Suppl] 171:46–123

Tissot R (1982) Traitment au long cours des patients atteints de schizophrénie. Psychiatry Française 13, 4:9–128

Vaillant GE (1962) The prediction of recovery in schizophrenia. J Nerv Ment Diss 135:534–543

Vaughn CE, Leff JP (1976) The influence of family and social factors on the course of psychiatric illness. Br J Psychiatry 129:125–137

Weinberger DR, Cannon-Sporr E, Potkin SG, Wyatt RJ (1980) Poor premorbid adjustment and CT-scan abnormalities in chronic schizophrenia. Am J Psychiatry 137:1410–1413

Weinberger DR, Wagner RL, Wyatt RJ (1983) Neuropathological studies of schizophrenia: a selective review. Schizophr Bull 9:193–212

WHO (1979) Schizophrenia. An international follow-up study. Wiley-Chichester, New York Brisbane Toronto

Wing L, Wing JK (eds) (1982) Psychoses of uncertain aetiology. Cambridge University Press, Cambridge

Wing JK, Wing L, Griffiths D (1972) An epidemiological and experimental evaluation of industrial rehabilitation of chronic psychotic patients in the community. In: Wing JK, Hailey AM (eds) Evaluating a community psychiatric service. Oxford University Press, London

Zubin H, Spring B (1977) Vulnerability: a new view of schizophrenia. J Abnorm Psychol 86:103–126

Dimensionen der Psychopathologie und sozialen Anpassung im natürlichen Verlauf schizophrener (Erst-)Erkrankungen

H. Biehl, K. Maurer und C. Schubart

Einleitung

Wenn man über den Verlauf schizophrener Erkrankungen sprechen soll, ist es fast unumgänglich, als einen Anknüpfungspunkt die klassischen Untersuchungen von M. Bleuler zu erwähnen (Abb. 1).

Hier wird eine Gruppierung schizophrener Verläufe in 7 Untertypen vorgenommen; diese wurden in mehr oder minder ähnlicher Form auch von Ciompi u. Müller (1976) sowie Huber et al. (1979) trotz etlicher Unterschiede in den je-

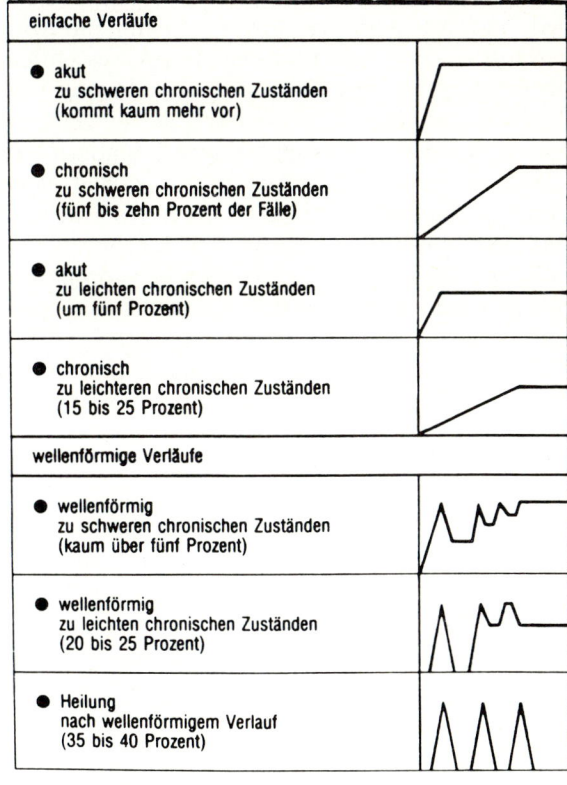

Abb. 1. Verlaufstypen schizophrener Erkrankungen. (Nach M. Bleuler 1972)

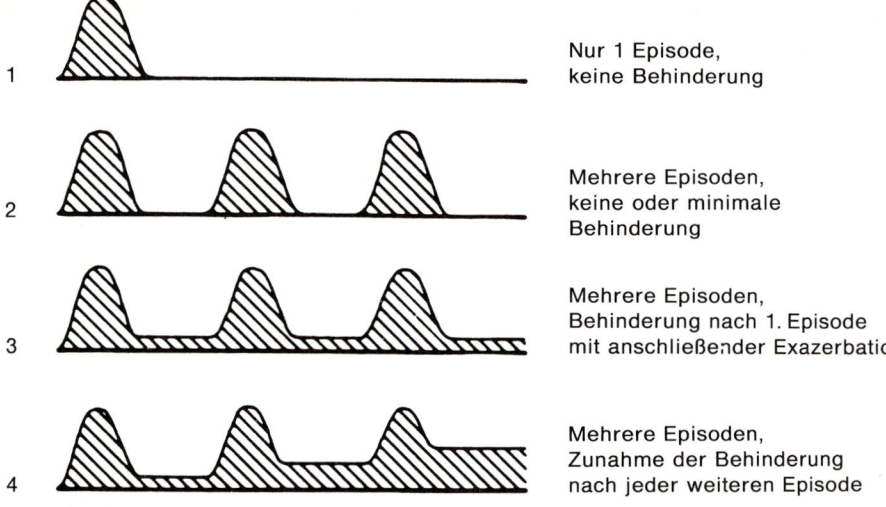

1   Nur 1 Episode,
     keine Behinderung

2   Mehrere Episoden,
     keine oder minimale
     Behinderung

3   Mehrere Episoden,
     Behinderung nach 1. Episode
     mit anschließender Exazerbation

4   Mehrere Episoden,
     Zunahme der Behinderung
     nach jeder weiteren Episode

Abb. 2. Verlaufsgruppierung der 5-Jahres-Studie von Watt et al. (1983)

weiligen Untersuchungen und klinischen Schizophreniekonzepten wiedergefunden. Inzwischen ist diese Form der Darstellung auch im angelsächsischen Bereich gewählt worden, wie das folgende auf vier Untergruppen oder Verlaufstypen reduzierte Schema aus der 5-Jahres-Studie von Watt et al. (1983) zeigt (Abb. 2).

Hier soll nicht die Verteilung der einzelnen Untergruppen im Hinblick auf günstigen oder ungünstigen Verlauf, sondern die Frage nach der Dimension diskutiert werden: Welche Dimension ist hier eigentlich über die Zeit abgebildet? Letztlich handelt es sich dabei doch wohl nicht um rein schizophrene Symptome (vorhanden oder nicht vorhanden oder in mehr oder minder ausgeprägtem Ausmaß), sondern um ein zu *einer* Dimension zusammengefaßtes Konglomerat aus Symptomen, beobachtetem Verhalten und sozialer Behinderung der untersuchten Patienten.

Im folgenden sollen die Ergebnisse einer prospektiven WHO-Mehrländerstudie über die Entwicklung von Behinderung bei ersterkrankten Schizophrenen (Jablensky et al. 1980) unter einem besonderen Aspekt berichtet werden.

Mannheim war eines von 7 Zentren, an denen diese als „Behinderungsstudie" bezeichnete prospektive Erhebung durchgeführt wurde (Schwarz et al. 1980).

Im folgenden sollen, einer phänomenologischen Einteilung folgend, die Meßebenen vorgestellt werden, mittels derer die zentralen Konstrukte Symptomatik, Verhalten (Impairment) und Behinderung (Disability) im Verlauf schizophrener Erkrankungen diskutiert werden.

Den Begriff der Dimension verwenden wir hier nicht in streng meßtheoretischem Sinne (ein quantitatives Merkmal, dessen „Eindimensionalität" nachgewiesen und dessen Meßbarkeit mindestens auf Intervallskalenniveau gesichert sein sollte), sondern nur, um im Gegensatz zu kategorialen Begriffen (etwa Wahnsymptomatik vorhanden vs. nichtvorhanden) die quantitative Charakterisierung von Befunden auf verschiedenen Meßebenen herauszustellen (Tabelle 1).

Tabelle 1. Übersicht über die 3 zentralen Konstrukte

Fragestellung	Informationsquelle	Meßebene (Konstrukt)	Erhebungs- instrument
– Was berichtet der Patient?	Verbale Mitteilungen des Patienten	Symptomatik	PSE – Present State Examination (Wing et al. 1974)
– Was sieht man als (klinischer) Interviewer?	Direkt beobachtbares Verhalten des Patienten	Impairments (psychologische Funktionsein- schränkungen)	PIRS – Psycho- logical Impair- ment Rating- Schedule
– Wie verhält sich der Patient anderen gegenüber?	Angaben der Haupt- bezugsperson(en)	Disability (soziale Behinderung)	DAS – Disability Assessment Schedule

Dieses Schaubild zeigt, welche Fragestellungen hinter den Meßebenen stehen und wie wir diese operationalisiert haben, wobei bei der Erhebung darauf geachtet wurde, die verschiedenen zur Verfügung stehenden Informationsquellen maximal auszuschöpfen und diese Einschätzungen der Items unabhängig voneinander durchzuführen.

Bei der ersten Frage handelt es sich um verbale Mitteilungen des Patienten über sein inneres Erleben. Diese Meßebene oder Hauptdimension nennen wir Symptomatik, und sie wird mit den Sektionen 1–17 der halbstandardisierten Present State Examination (Wing et al. 1974) erhoben.

Für die zweite Frage wird das an der Person des Patienten direkt beobachtbare Verhalten im Hinblick auf Affekt, Aufmerksamkeit, Gestik, Mimik, Motorik usw. als Informationsquelle genutzt. Störungen bzw. Defizite in diesem Bereich werden als Impairments bezeichnet. Synonym sprechen wir auch von psychologischen Funktionseinschränkungen.

Ein Erhebungsinstrument wurde eigens für diese Studie in Zusammenarbeit aller WHO-Zentren erstellt, das sog. Psychological Impairment Rating Schedule (PIRS, Jablensky et al. 1980).

Mit der dritten Frage wird erfaßt, was die Hauptbezugsperson und andere wichtige Personen über das (komplexere) soziale Rollenverhalten des Patienten in einem überschaubaren Zeitraum, dem letzten Monat, berichten.

Als Quelle dienen hier die Angaben derjenigen Person, die in dem letzten Monat die meiste Zeit in direktem Kontakt mit dem Patienten verbracht hat und über eventuelle Selbstvernachlässigung, Rückzugsverhalten, Störungen im Arbeits- und Kontaktverhalten und ähnliches anhand ganz konkreter operationaler Beispiele Auskunft geben kann. Solche Störungen oder Defizite nennen wir soziale Behinderung oder mit dem englischen WHO-Begriff Disability. Behinderungen werden mit der Disability Assessment Schedule (DAS, WHO 1987, Jung et al. 1988) erfaßt.

Diese hier vorgestellten Meßebenen sind auch Grundlage einer umfassenden Klassifikation von Impairments, Disability und Handicaps der WHO (1980), die aber über die hier vorgestellten Bereiche hinaus auch sehr minutiös auf die vielfältigsten Formen körperlicher Schädigungen und Behinderungen eingeht und zusätzlich die sozialen und administrativen Konsequenzen von Behinderung als Handicap bezeichnet, vergleichbar dem deutschen Begriff „Minderung der Erwerbsfähigkeit" (MdE).

Schließlich bleibt noch der Begriff des „natürlichen Verlaufs" operational zu definieren: Früher wurde damit oft, so etwa bei Kraepelin (1899, 1920), eine Art „Naturgeschichte" oder naturgesetzlicher Verlauf einer Erkrankung gemeint; im Falle der Schizophrenie sollte so herkömmlicherweise der ungünstige Verlauf diese Diagnose erst bestätigen. Unsere Gesichtspunkte und Anforderungen an Studien, die Aussagen zum „natürlichen Verlauf" machen, können folgendermaßen zusammengefaßt werden:

1. Einschluß ab Beginn der Erkrankung (Ersterkrankung; noch idealer: High-risk-Design oder unbehandelte Fälle);
2. keine eigenen Interventionen oder Therapieeingriffe durch Forscher;
3. prospektives Design;
4. klare operationale Einschlußkriterien;
5. epidemiologische Vollständigkeit (ideal: Feldstudie; zweitbeste Lösung bei schweren Störungen: komplette Inanspruchnahmepopulation);
6. ausreichendes n (etwa: ein kompletter Jahrgang);
7. engmaschige Follow-ups, vor allem in der Frühphase, wenn rasche Veränderungen zu erwarten sind;
8. angemessene Nachuntersuchungszeiträume (5 Jahre oder länger);
9. *mehrere* unabhängige Informationsquellen;
10. Reliabilität und Objektivität der Erhebung (möglichst 2 oder mehr Untersucher mit kontrollierter Reliabilität) und der Instrumente ab Beginn der Studie;
11. wenige "drop outs" (und auch die sollten so lange wie möglich dokumentiert werden).

Auf die Notwendigkeit von „naturalistischen" Studien aus klinischer Sicht hat de Buck (1985) hingewiesen. In Anlehnung an andere Autoren aus dem Bereich der Psychopharmakaforschung (Spriet u. Simon 1985) sehen wir dabei folgende Vor- und Nachteile: Von Vorteil ist im Idealfall die Verallgemeinerungsfähigkeit der Ergebnisse, wodurch häufig auch brauchbare Aussagen zur realen Versorgungssituation möglich sind. Nachteilig ist, daß es keine so raschen Ergebnisse gibt wie bei anderen Studienformen (z. B. Doppelblindstudien, randomisierte klinische Therapiestudien oder rein experimentelle Studien) und auch keine schnellen Antworten auf die Frage der Effektivität „Therapie X vs. Therapie Y".

Patienten

Die von uns ab 1978 über 5 Jahre untersuchte Stichprobe sollte soweit als möglich den oben genannten Anforderungen entsprechen: eine repräsentative Stichprobe für die Gruppe der ersterkrankten Schizophrenen (Abb. 3).

Statt "drop outs" sollte es in der 1. Spalte vielleicht eher „unvollständig" heißen, da es uns gelungen ist, alle 67 Patienten auch nach 5 Jahren zu lokalisieren

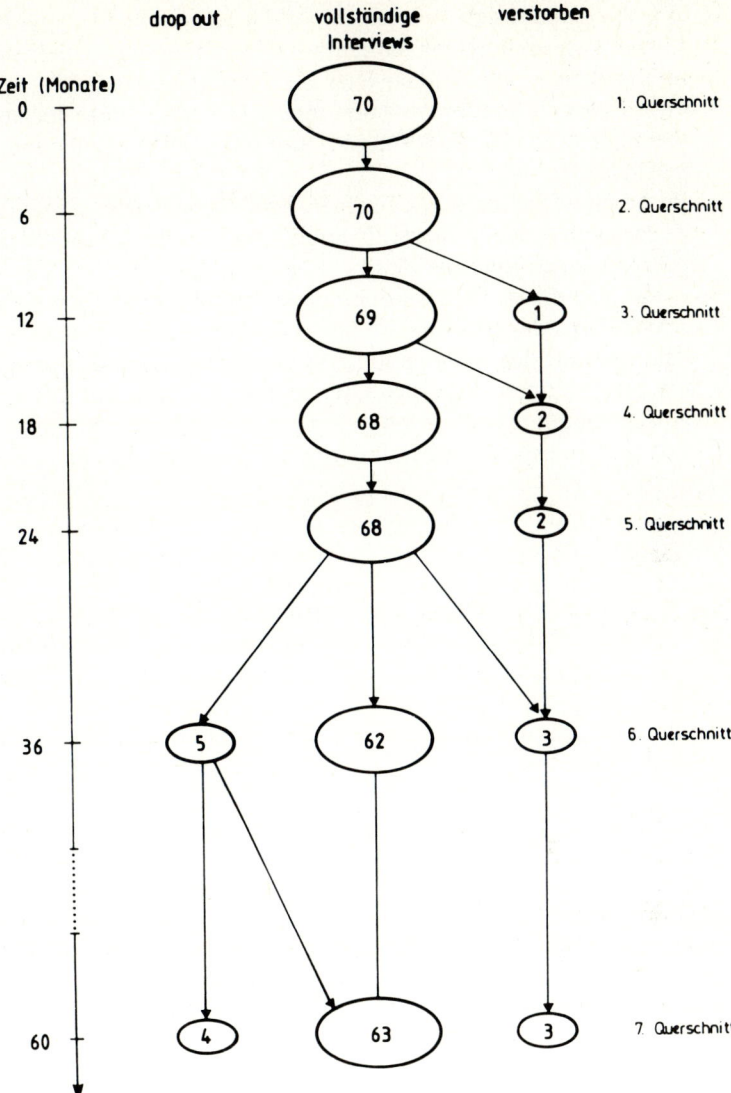

Abb. 3. Beschreibung der Stichprobe zu den Erhebungszeitpunkten

und zu kontaktieren, wir jedoch nur bei 63 die vollständigen Interviews durchführen konnten. Die 3 Verstorbenen begingen Suizid.

Auf folgende Fragen wollen wir nun anhand unserer empirischen Daten eingehen:

1. Die 3 Meßebenen oder zentralen Konstrukte (Symptomatik, Impairment und
   Disability) umfassen jeweils eine Vielzahl unterschiedlicher Störungen. Lassen
   sich diese Konstrukte auf eine oder zumindest einige wenige überschaubare
   und sinnvoll interpretierbare Dimensionen (im faktoriellen Sinn) reduzieren?

2. Wie entwickeln sich diese einzelnen Dimensionen über die Beobachtungszeit?
3. Lassen sich diese Dimensionen inhaltlich über die Meßebenen hinweg ähnlich interpretieren oder sind sie eher „konstruktspezifisch"?
4. Gibt es für diese Dimensionen innerhalb der 5 Jahre spezielle Zeiträume mit viel oder wenig Veränderungen, und unterscheiden sich hierin die verschiedenen Konstrukte?
5. Bestehen zwischen den einzelnen Meßebenen bzw. Dimensionen korrelative Zusammenhänge (innerhalb eines Querschnitts), und verändern sich diese Korrelationen über die Zeit?
6. Trägt jede dieser Dimensionen einen unabhängigen Anteil zur Erklärung des „Spektrums der Störungen" bei, oder läßt sich einer der 3 Bereiche aufgrund der Kenntnis der beiden anderen schon abschätzen: Kann man also bei Kenntnis von 2 Konstrukten pro Querschnitt das Ausmaß des 3. Störungsbereichs vorhersagen?
7. Lohnt sich die separate Erfassung der einzelnen Ebenen oder Dimensionen?

Ergebnisse

Zur besseren Handhabung der komplexen Information von ursprünglich über 100 einzelnen PSE-Items wurde die Meßebene der „Symptomatik" faktorenanalytisch zerlegt, wobei sich die Hauptfaktoren „Positiv-Wahn-Symptomatik", „Negativ-Residual-Symptomatik" sowie „Angst-Dysphorie-Symptomatik" in fast gleicher Zusammensetzung in allen untersuchten Querschnitten reproduzieren ließen. Die Scores dieser Faktoren haben wir gemittelt, Abb. 4 zeigt den Verlauf über 5 Jahre.

Ab dem 2. Querschnitt liegen die Ratings der Minussymptomatik höher als die anderen beiden.

Auf ähnliche Weise sind wir bei der Meßebene „Impairments" vorgegangen, wobei sich hier eine a priori getroffene Zusammenstellung von Items einerseits in einen positiven Impairmentscore (Plusverhalten; PDSY) mit Verhaltensweisen wie Agitation, Gereiztheit und anderen Elementen von Überaktivität und andererseits einem negativen Impairmentscore (Minusverhalten; NESY) mit Items, die gängigerweise als „Negativsymptomatik" bezeichnet werden, bewährte, obwohl sie in der Sprache der alten Psychiater eigentlich „Zeichen", also von außen *beobachtbare* Elemente von reduzierter motorischer, intentionaler und affektiver Aktivität sind.

Eine spätere Faktorenanalyse an einem analogen Datensatz hat diese Zusammenstellung weithin bestätigt, weshalb wir sie zur Verlaufsdarstellung wählen (Abb. 5).

Der Verlauf der Mittelwerte für den PIRS-Gesamtscore und die beiden wichtigen Unterscores werden hier deutlich, wobei zum Ende v. a. der Wiederanstieg des PIRS-Scores auffällt, der vollständig durch den negativen Subscore (NESY) bedingt ist.

Bei der 3. Meßebene, dem Rollenverhalten, ergab eine Faktorenanalyse zwar ebenfalls 2 Dimensionen (Abb. 6), jedoch wurde die „Überaktivitäts"-Dimension nur durch ein einziges Item, nämlich „Reibungen", gebildet und war im Verlauf

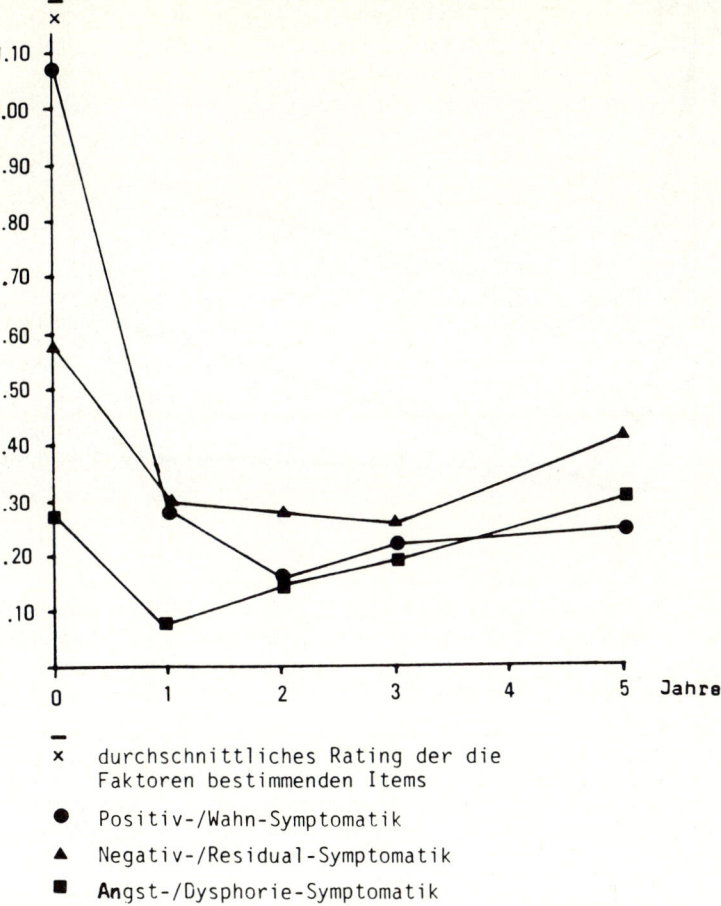

Abb. 4. Verlauf von Positiv-, Negativ- und Angstsymptomatik

so selten, daß sich letztlich das Konstrukt der sozialen Behinderung und auch der von uns gewählte Score nur aus Items aus dem Bereich „Passivität/Rückzug" (Faktor I) zusammensetzt (vgl. Schubart et al. 1986 a, b).

Den hinsichtlich der Mittelwerte sehr gleichmäßigen Verlauf des Behinderungsscores über die Zeit zeigt Abb. 7.

Schließlich werden jetzt noch einmal graphisch die Verläufe der hier vorgestellten Meßebenen in einer synoptischen Zusammenschau demonstriert (Abb. 8).

Wegen der nicht ganz vergleichbaren Skalierung (solches haben wir auch mittels standardisierter Z-Scores überprüft) ist vor allem auf die gleichsinnigen Richtungsänderungen zu achten. Dabei zeigt sich über alle Querschnitte hinweg eine deutliche Parallelität der (beobachteten) Impairments und der (berichteten) Minussymptomatik mit stetigem Anstieg nach einem Tiefpunkt um den 18-Monate-Zeitraum.

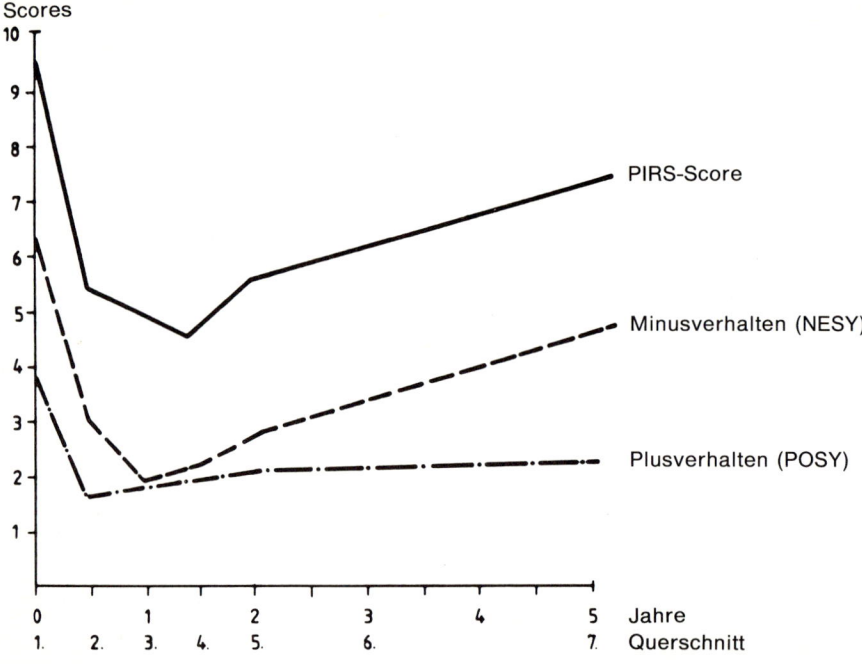

Abb. 5. Verlauf der Mittelwerte der "impairment"-Scores über die Querschnitte

Die Scores, deren faktorenanalytische Ableitung und Verlauf gerade beschrieben wurde, wurden pro Querschnitt korreliert. Die Korrelationsmatrizen wurden erneut einer Faktorenanalyse unterzogen mit der Fragestellung, ob sich aus den Scores 3 Faktoren ableiten lassen, die den 3 ursprünglichen Meßebenen „Symptomatik", „Impairment" und „Disability" entsprechen, oder ob sich 2 Faktoren ergeben, die im Sinne eines Positiv- und Negativfaktors zu interpretieren sind (Tabelle 2).

Das Ergebnis der Faktorenanalyse für den 2. Querschnitt – wie auch die Lösungen für die übrigen Querschnitte – führte nicht zu konstruktspezifischen Faktoren, sondern zu einem Positiv- und einem Negativfaktor.

Tabelle 2. Faktorenladungen der Scores auf dem Positiv- und Negativfaktor

	Faktor I (Positivfaktor)	Faktor II (Negativfaktor)
Wahnscore	0,74	
Minusscore		0,72
Positive Impairments (POSY)	0,88	
Negative Impairments (NESY)		0,70
DAS-Score	0,63	0,53
	(Ladungen > 0,30)	

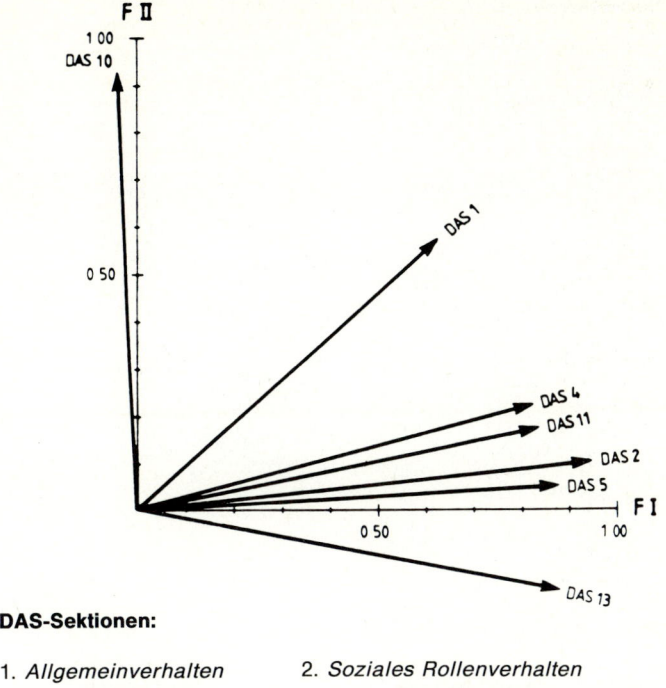

DAS-Sektionen:

1. *Allgemeinverhalten*	2. *Soziales Rollenverhalten*
Einzelbereiche:	Einzelbereiche:
DAS 1 Selbstdarstellung	DAS 5 Haushaltsbeteiligung
DAS 2 Freizeitaktivität	DAS 9 Heterosexuales Rollen-
DAS 3 Verlangsamung	verhalten
DAS 4 Rückzug	DAS 6, 7 Partnerverhalten in Ehe
	DAS 8 Elternrolle
	DAS 10 Reibungen
	DAS 11 Arbeitsverhalten
	DAS 12 Interesse am Arbeitsplatz
	DAS 13 Interessen und
	Informationsbedürfnis

Abb. 6. Faktorenanalyse der DAS-Items: Ladungen der Items auf den Faktoren zum 1-Jahres-Zeitpunkt

Dies spricht daher für 2 gegensätzliche Facetten der Krankheit, welche sich zumindest auf der „Symptomatik"- und „Impairment"-Ebene widerspiegeln, wohingegen Behinderung auf beiden Faktoren mittlere Ladungen aufweist.

Auf den ersten Blick scheinen diese übergreifenden „Metafaktoren" positiv/produktiv und negativ/residual für das 2-Typen-Modell der Schizophrenie (vgl. Crow 1980) zu sprechen. Jedoch fanden wir eine Reihe von Patienten, bei denen beide Elemente der Pathologie gleichzeitig anzutreffen waren, bei anderen wechselten die Krankheitsstadien von einem Pol zum anderen mehrfach hin und her (teilweise im Gegensatz zur postulierten Irreversibilität der Negativsymptomatik nach Crow 1980).

Mittelwerte

des Disability-Scores

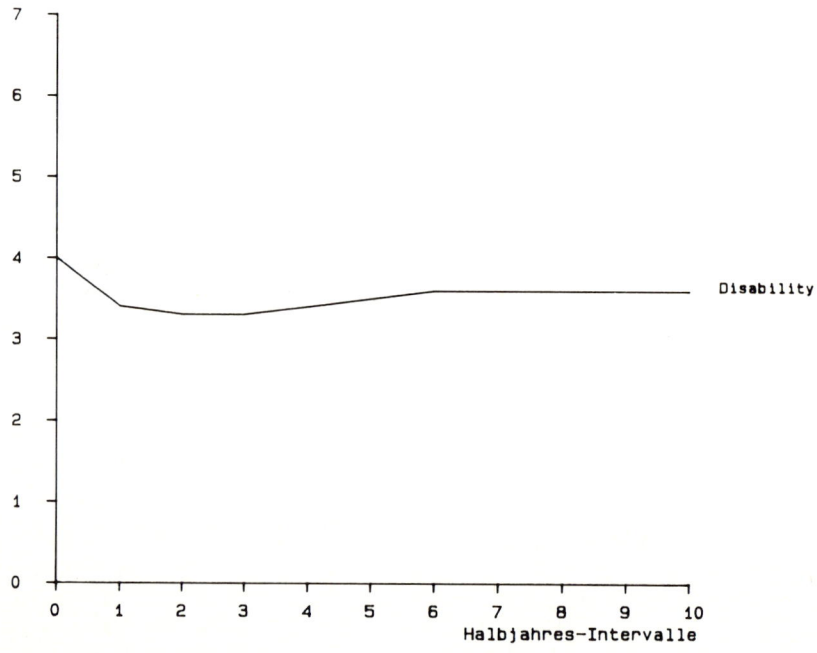

Abb. 7. Verlauf des Behinderungsscores über 5 Jahre

Was die Stabilität der Behinderung von einem Meßzeitpunkt zum nächsten anbelangt, kann vermerkt werden, daß diese die Stabilität der „Symptomatik"- und „Impairment"-Dimensionen übersteigt. Dies bedeutet, daß ein zu einem bestimmten Zeitpunkt erreichtes Ausmaß an sozialer Behinderung eher bis zum folgenden Meßzeitpunkt (oder auch länger) beibehalten wird als berichtete oder mitgeteilte Symptome, wobei die Stabilität negativer Funktionsstörungen etwas höher ausfiel als die der positiven, was aufgrund der Kenntnis der Dauer akuter Episoden auch nicht weiter verwundert.

Ab dem 2. Querschnitt liegen die Korrelationen (als Indikatoren für die mittlere Stabilität) für positive Symptome bei $r = 0,35$, für positive Impairments bei 0,40, für negative Symptome bei 0,46, für negative Impairments bei 0,57, für soziale Behinderungen hingegen bei 0,65.

Insgesamt nimmt der Zusammenhang aufeinanderfolgender Messungen in der ersten Untersuchungsphase zu, erreicht etwa 1 ½ Jahre nach Beginn ein Maximum und scheint sich danach weitgehend zu stabilisieren. Die Abnahme der Stabilitäten zum Schluß läßt sich durch die größeren Zeitabstände zwischen den Messungen erklären.

Um die Implikationen solch formaler Zusammenhänge für den konkreten Patienten zu illustrieren, wird für die Behinderungsdimension mitgeteilt, wie groß die Wahrscheinlichkeit für einen Patienten der Extremgruppen ohne soziale Be-

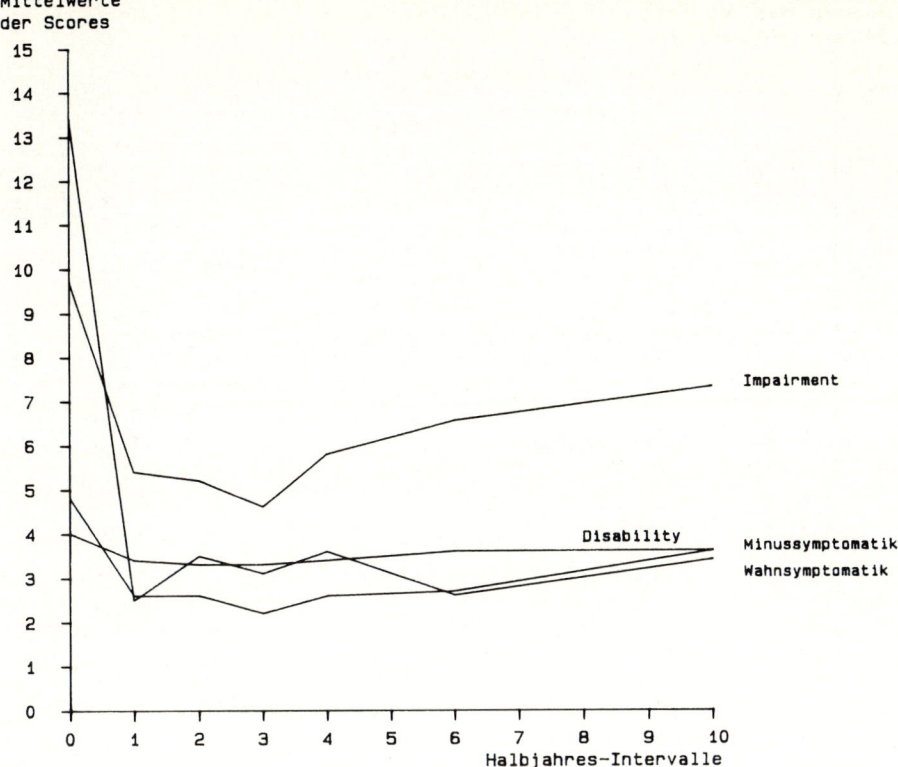

Abb. 8. Gemeinsamer Verlauf der wichtigsten Scores

hinderung bzw. mit starker Behinderung ist, bis zum folgenden Meßzeitpunkt auf derselben Behinderungsstufe zu verbleiben oder in eine der anderen beiden Kategorien zu wechseln (Abb. 9).

Für Probanden mit guter sozialer Anpassung in einer frühen Phase wächst die Wahrscheinlichkeit bis zum 1 ½-Jahres-Zeitpunkt schnell an, in dieser günstigen Gruppe zu verbleiben. Fast ¾ der günstigen Teilgruppe verbleibt in dieser bis zur nächsten Messung, und das Risiko, in die schlechte Extremgruppe zu fallen, ist durchweg sehr gering, gegen Ende des Beobachtungszeitraums der Studie kamen solch extreme „Wechsler" nicht mehr vor.

Zu Beginn der Studie hatten die Patienten mit schlechter sozialer Anpassung noch eine recht gute Chance, wenigstens in die Mittelgruppe zu wechseln. Doch dann wächst das Risiko, in dieser ungünstigen Gruppe zu verweilen, bis zum Maximum zum 2-Jahres-Zeitpunkt auf 90% an. Erst zum 3-Jahres-Zeitpunkt bzw. zum 5-Jahres-Zeitpunkt verringern sich diese Anteile auf 75 bzw. 55%, was aber als Effekt der Verlängerung des Zeitabstands zwischen den Meßzeitpunkten zu deuten ist (Abb. 10).

Reziprok zu den Anteilen der in der Extremgruppe verbleibenden Patienten entwickeln sich die Anteile der Patienten, die in den Mittelbereich wechseln. Eine

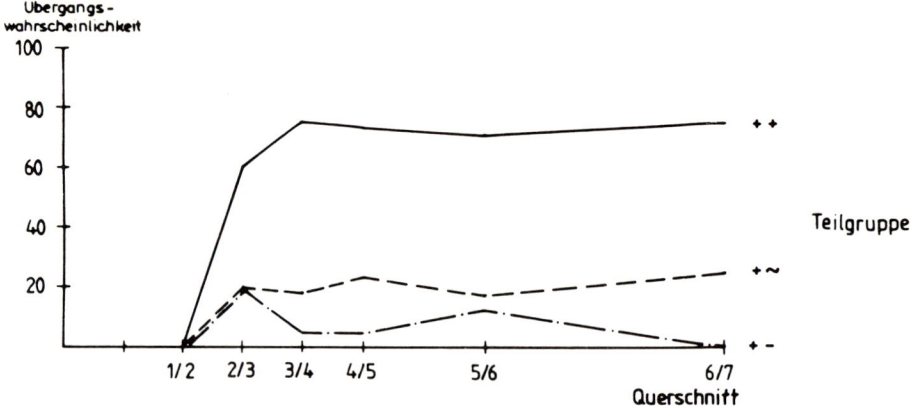

Übergänge vorher/nachher

+ +   bleibt gut
+ ~   gut/mittel
+ -   gut/schlecht

Abb. 9. Stabilität der Behinderung: Übergänge in der Extremgruppe mit *guter* sozialer Anpassung

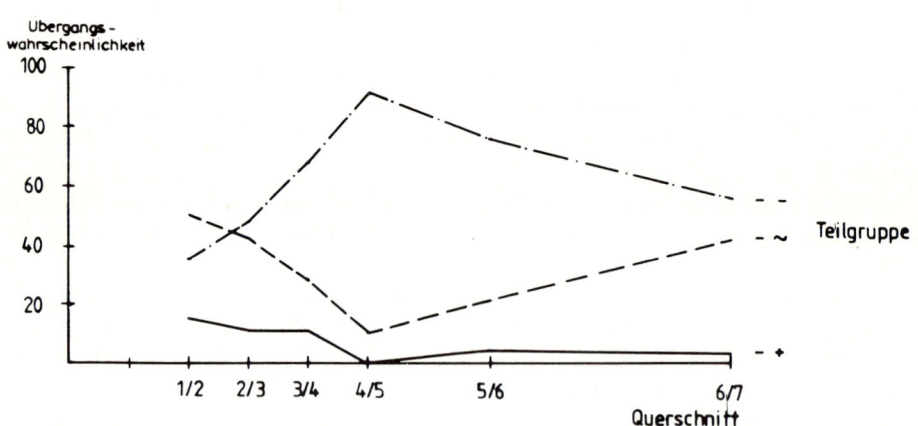

Übergänge vorher/nachher

- -   bleibt schlecht
- ~   schlecht/mittel
- +   schlecht/gut

Abb. 10. Stabilität der Behinderung: Übergänge in der Extremgruppe mit *schlechter* sozialer Anpassung

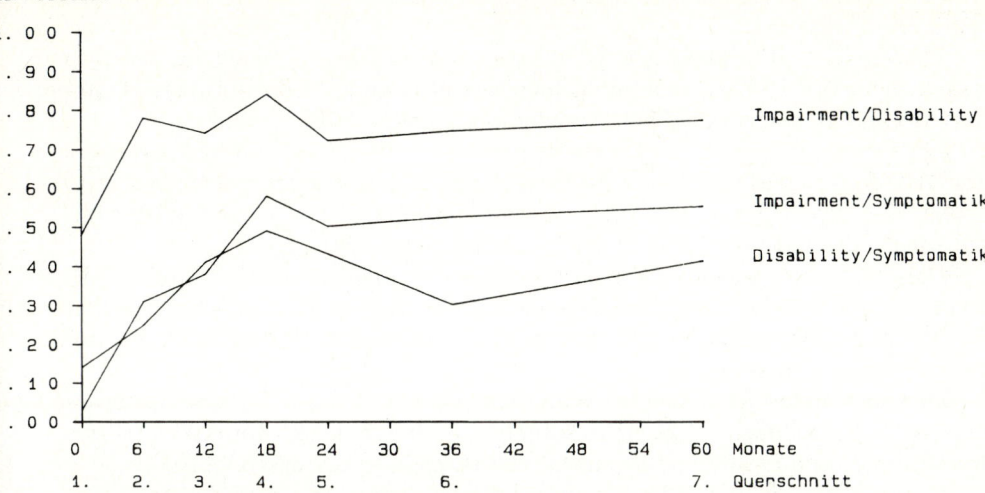

Korrelation

Abb. 11. Korrelative Zusammenhänge der zentralen Konstrukte

wirkliche Chance, direkt in die gute Extremgruppe zu wechseln, besteht praktisch nicht: Jeweils nur 1–2 Patienten können auf Anhieb die Mittelgruppe überspringen.

Zur Quantifizierung der Enge des Zusammenhangs von kontinuierlichen Meßgrößen schließlich eignen sich Produkt-Moment-Korrelationen (Abb. 11). Interpretiert man die Höhe der Korrelationskoeffizienten zwischen 0,10–0,40 als niedrigen Zusammenhang, zwischen 0,40–0,60 als mittleren und darüber als engen Zusammenhang, so bestehen zwischen Symptomatik und Impairment anfänglich geringe, ab dem 1-Jahres-Zeitpunkt mittlere Zusammenhänge.

Für die Zusammenhänge zwischen Symptomatik und Disability lassen sich weitgehend die gleichen Aussagen treffen, wobei i. d. R. die Enge des Zusammenhangs zwischen Symptomatik und Impairment etwas höher ausfiel als zwischen Symptomatik und Disability.

Dies steht in Übereinstimmung mit dem zugrundegelegten Modell der abnehmenden Spezifität von Symptomen, Impairments und Disability (Schubart et al. 1986 b, S. 12; WHO 1980).

Die Zusammenhänge zwischen Impairment und Disability sind ab dem ½-Jahres-Zeitpunkt recht hoch und liegen jeweils über 0,70, erreichen zum 4. Querschnitt sogar ein Ausmaß von 0,84. Stellt man jedoch die Frage, inwieweit die beiden Merkmale gemeinsame Varianz aufweisen, so liegt diese zwischen 50 und 70%.

Ginge man von der Vorstellung aus, daß Symptomatik, Impairment und Disability 3 unabhängige Störungsbereiche wären, die pathologisches Geschehen umfassend beschreiben und ein Mosaik einander nicht überlappender Informationen darstellen, so ließe sich keines der 3 Konstrukte durch die anderen beiden in seiner Ausprägung einschätzen.

Wenn – diese Annahme erscheint realistischer – jede der 3 Ebenen spezifische Anteile der dritten erklärt, so müßte die multiple Korrelation zweier Merkmale die paarweisen Korrelationen übersteigen, ohne die 3. Variable jedoch gänzlich erklären zu können.

Tatsächlich sieht das Bild folgendermaßen aus: Schizophrene Symptomatik ist nur zu maximal 30% durch Impairments determiniert, die Kenntnis der Behinderung trägt keinen zusätzlichen Anteil zur Varianzaufklärung bei.

Impairment korreliert mit Disability zu 0,51 bis 0,83. Die Kenntnis vorliegender Akutsymptomatik führt nur zu geringfügiger Erhöhung der multiplen Korrelation. Das gleiche gilt für die Vorhersage des Disability-Scores aufgrund der Impairments, die allein die Varianz des Disability-Scores festlegen.

Dieses Ergebnis bedeutet, daß die Konstrukte Impairment und Disability sehr eng beieinanderliegen, also hohe Behinderung häufig von Impairments begleitet werden, daß hingegen die Kopplung von Akutsymptomatik und den anderen Störungen nicht so eindeutig ist.

Dies verwundert jedoch nicht, wenn man bedenkt, daß z. B. Patienten nach einer akuten Episode schizophrene Residualzustände entwickeln können, die durch Impairments und Disabilities des negativen Bereichs gekennzeichnet sind.

In der folgenden Abb. 12 a, b wurde durch Mittelung der Korrelationen zwischen den Konstrukten eine graphische Darstellung ihrer Distanz versucht.

Während die Zusammenhänge im Laufe der Zeit zunehmen – dies wird durch die kleineren Abstände im unteren Teil der Graphik veranschaulicht –, ist jeweils der Abstand zwischen Impairment und Disability am geringsten. Vor allem ist die berichtete Symptomatik (hier die produktiv-schizophrene im PSE) anfangs weder mit Impairments ($r = 0,00$) noch mit Disability ($r = 0,08$) korreliert.

Nachdem gezeigt wurde, in welchem Umfang die Dimensionen doch über die einzelnen, unabhängig voneinander erhobenen Meßebenen und Konstrukte hin-

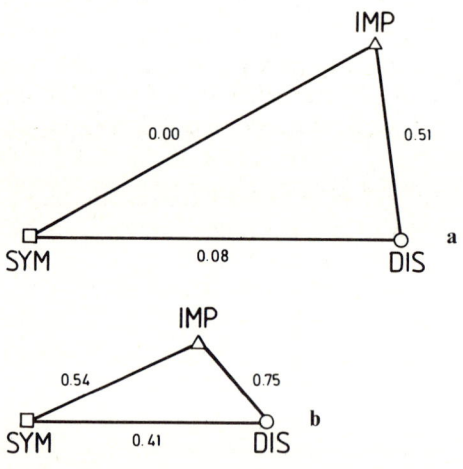

△ IMP Impairment-Score (PIRS)

□ SYM Schizophrenie-Score (PSE; produktiv)

○ DIS   Disability-Score (DAS)

Abb. 12 a, b. Nähe der Konstrukte zueinander (Distanz $= 1 - r$). **a** Zu Beginn (1. Querschnitt), **b** zum Ende (7. Querschnitt)

weg zusammenhängen, stellt sich die Frage, welche Argumente es gibt, für Zwekke der Erhebung und Auswertung diese Konstrukte und Dimensionen dennoch separat beizubehalten.

1. Uns scheint dies, im Gegensatz etwa zu Andreasen u. Olsen (1982), wichtig im Hinblick darauf, daß die Meßebenen ja auf ganz unterschiedlichen Quellen, nämlich den Mitteilungen des Patienten über sein inneres Erleben, den direkten Beobachtungen eines geschulten Klinikers im Interview und den nach Rollenbereichen separat erfaßten Informationen einer Hauptbezugsperson, beruhen. Selbst wenn diese Informationen, vor allem während der psychotischen Episode, in hohem Maße zusammenhängen oder teilweise redundant sein mögen, ist zur vollen Informationsausschöpfung weiterhin die separate Erfassung notwendig.

2. Die Möglichkeiten und Erfolgsaussichten einer Therapie oder anderer Interventionen sind für die verschiedenen Meßebenen und Dimensionen unterschiedlich. Produktivsymptomatik, Verhalten im Sinne von Negativsymptomatik und eher langfristige Rollenbeeinträchtigungen erfordern unterschiedliche Ansätze, unterschiedliche Berufsgruppen und einen über den langjährigen Verlauf häufig wechselnden Schwerpunkt oder Focus für die Intervention.

3. Die separate und in häufigen Abständen wiederholte Erhebung der Dimensionen ermöglicht Antworten auf die Frage, ob es optimale Zeitpunkte gibt, zu denen die Konstrukte schon 5-Jahres-Vorhersagen oder Hinweise für einen spezifischen Interventionsbedarf wie Social-Skills-Training erlauben.

4. Die separate Erfassung der Dimensionen gestattet eher eine Identifikation von Risikogruppen im Querschnitt und im Verlauf. Etwa zur Frage, ob es Dimensionen gibt, die ein bestimmtes Outcome-Maß oder Kriterium für 5 Jahre am besten vorhersagen, fanden wir für das Kriterium der „Zeitdauer in Rehabilitationseinrichtungen", daß hier die beste Vorhersage schon nach einem halben Jahr mit dem Impairment-Score und der negativen Impairment-Dimension (Schubart et al. 1987) getroffen werden kann (Biehl et al. 1986).

Auf diese auch für den Kliniker wichtigen Fragen der Prädiktoren werden wir an anderer Stelle gezielt eingehen.

Bei der Interpretation der Ergebnisse sollte im Auge behalten werden, daß es sich hier nur um Mittelwerte oder Gruppenvergleiche handelt.

Weiter führt von diesem Punkt aus die Analyse von Verlaufstypen und die detaillierte längsschnittliche Untersuchung von Interaktionen zwischen Individuum und Umgebung. Darauf haben Strauss u. Hafez (1981) sowie Strauss et al. (1985) hingewiesen, als sie sich über „klinische Fragen und richtige Forschung äußerten und für Verlaufsstudien eine Ergänzung der quantitativen Forschung durch qualitative Erforschung sequentieller Prozesse forderten. Dies ist eine der weiteren Strategien in der Auswertung unserer Daten; eine andere Ebene wird durch die Einbeziehung der tatsächlich erfolgten Inanspruchnahme in die „Verlaufstypen"-Analyse hinzutreten.

Ausblick

Letztlich ungelöst sind noch Fragen hinsichtlich der Kausalität (etwa welche Prozesse einander bedingen im Verlauf der schizophrenen Entwicklung nach Aus-

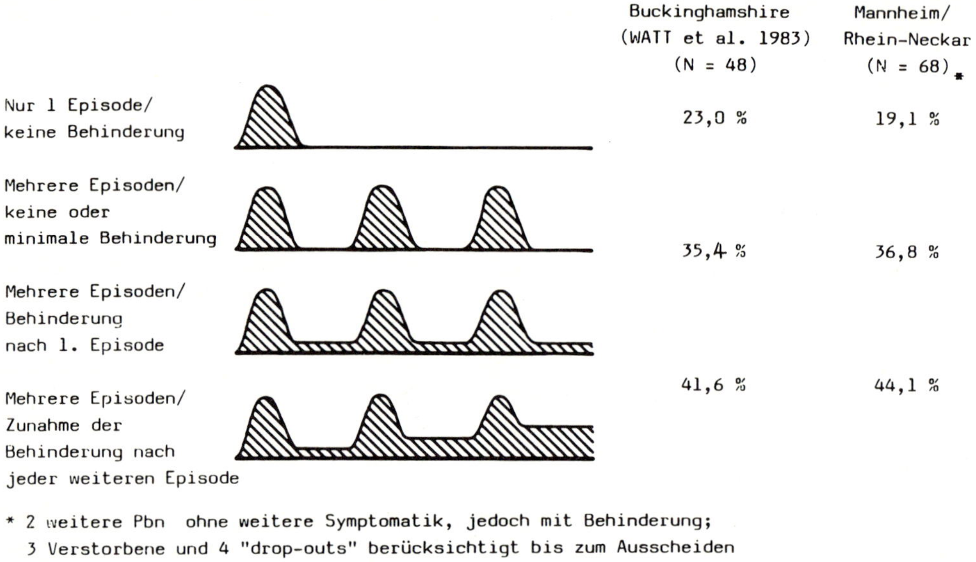

	Buckinghamshire (WATT et al. 1983) (N = 48)	Mannheim/ Rhein-Neckar (N = 68) [*]
Nur 1 Episode/ keine Behinderung	23,0 %	19,1 %
Mehrere Episoden/ keine oder minimale Behinderung	35,4 %	36,8 %
Mehrere Episoden/ Behinderung nach 1. Episode		
Mehrere Episoden/ Zunahme der Behinderung nach jeder weiteren Episode	41,6 %	44,1 %

* 2 weitere Pbn ohne weitere Symptomatik, jedoch mit Behinderung;
 3 Verstorbene und 4 "drop-outs" berücksichtigt bis zum Ausscheiden

Abb. 13. Grobeinteilung der Verlaufstypen in zwei Studien zum „natürlichen" Verlauf der Schizophrenie über 5 Jahre

bruch der produktiven Psychose). Hier sind unsere Möglichkeiten der engmaschigen chronologischen Auswertung noch nicht voll ausgeschöpft, so daß bislang die Frage, ob Symptomatik Bedingung für den Anstieg von Impairments und Disability ist oder es sich eher umgekehrt verhält, etwa daß mehr Rückzug zu mehr Symptomatik führt (vgl. Beitrag von Wing, S. 1), nur mit weiteren speziellen Analysen (log-lineare Modelle, Pfadanalysen o. ä.) beantwortet werden kann.

Auch bleibt offen, inwieweit diese Dimensionen bei anderen Krankheiten zur Beschreibung des Verlaufs geeignet sind. Zu erwarten ist dies für die Konstrukte der Behinderung und des beobachteten Verhaltens, weniger jedoch für die zumindest nach der gängigen Theorie spezifischere Ebene der Symptome.

Abschließend soll Abb. 13 – trotz aller methodischen Vorbehalte unsererseits gegenüber einer solchen Reduktion auf *eine* Dimension – die Verteilung unserer Rhein-Neckar-Patienten auf 3 grobe Verlaufsgruppen verdeutlichen, wenn wir uns so eng wie möglich an die Wattschen Kriterien halten (Watt et al. 1983).

Verblüffend sind die Ähnlichkeiten.

Literatur

Andreasen NC (1985) Positive vs. negative Schizophrenia: criteria and validation. In: Pichot P, Berner P, Wolf R, Thau K (eds) Psychiatry: the state of the art, vol 1. Plenum, New York, pp 449–454

Andreasen NC, Olsen SA (1982) Negative vs. positive schizophrenia: definition and validation. Arch Gen Psychiatr 39:784–788

Berner P, Küfferle B, Schanda H (1985) Are there plus and minus symptoms "specific" for schizophrenia? In: Pichot P, Berner P, Wolf E, Thau K (eds) Psychiatry: the state of the art, vol 1. Plenum, New York, pp 427–433

Biehl H (1987) Symptome, Impairments und soziale Behinderungen im Verlauf schizophrener Psychosen. Eine naturalistische Studie zu Kurzzeitveränderungen und Langzeitverlauf in zwei unabhängigen Stichproben. Med. Dissertation, Universität Heidelberg

Biehl H, Maurer K, Schubart C, Krumm B, Jung E (1986) Prediction of outcome and utilization of medical services in a prospective study of first-onset Schizophrenics. Eur Arch Psych Neurol Sci 236:139–147

Bleuler M (1972) Die schizophrenen Geistesstörungen im Lichte langjähriger Kranken- und Familiengeschichten. Thieme, Stuttgart

Buck de RP (1985) The necessity of naturalistic studies. In: Pichot P, Berner P, Wolf R, Thau K (eds) Psychiatry: the state of the art, vol 1. Plenum, New York, pp 273–275

Bundesarbeitsgemeinschaft für Rehabilitation (1984) Die Rehabilitation Behinderter: Wegweiser für Ärzte (unter Mitarbeit von Jochheim KA et al.) Ärzte Verlag, Köln

Ciompi L (1980) The natural history of schizophrenia in the long term. Br J Psychiatry 136:413–420

Ciompi L, Müller C (1976) Lebensweg und Alter der Schizophrenen: Eine katamnestische Langzeitstudie bis ins Senium. Springer, Berlin Heidelberg New York

Crow TJ (1980) Molecular pathology of schizophrenia: More than one disease process? Br Med J 280:1–9

Huber G, Gross G, Schüttler R (1979) Schizophrenie. Eine Verlaufs- und sozial-psychiatrische Langzeitstudie. Springer, Berlin Heidelberg New York

Jablensky A, Schwarz R, Tomov T (1980) WHO collaborative study on impairments and disabilities associated with schizophrenic disorders: A preliminary communication: objectives and methods. Acta psychiatr scand [Suppl] 285, 62:152–163

Jung E, Krumm B, Biehl H, Maurer K, Bauer-Schubart C (1988) DAS-M: Mannheimer Skala zur Einschätzung sozialer Behinderung – Manual – Beltz, Weinheim

Kraepelin E (1899) Psychiatrie, 6. Aufl, Barth, Leipzig

Kraepelin E (1920) Die Erscheinungsformen des Irreseins. Z Ges Neurol Psychiat 62:1–29

Schubart C, Krumm B, Biehl H, Schwarz R (1986a) Measurement of social disability in a schizophrenic patient group: definition, assessment and outcome over two years in a cohort of schizophrenic patients of recent onset. Soc Psychiatry 21:1–9

Schubart C, Schwarz R, Krumm B, Biehl H (1986b) Schizophrenie und soziale Anpassung: eine prospektive Längsschnittuntersuchung. Springer, Berlin Heidelberg New York Tokyo

Schubart C, Krumm B, Biehl H, Maurer K, Jung E (1987) Factors influencing the course and outcome of symptomatology and social adjustment in first-onset schizophrenics. In: Häfner H, Gattaz WF, Janzarik W (eds) Search for the cause of schizophrenia. Springer-Verlag, Berlin Heidelberg New York London Paris Tokyo, pp 98–106

Schwarz R, Biehl H, Krumm B, Schubart C (1980) Case-finding and characteristics of schizophrenic patients of recent onset in Mannheim: a report from the WHO collaborative study on the assessment of disability associated with schizophrenic disorders. Acta Psychiatr Scand [Suppl] 285, 62:212–219

Spriet A, Simon P (1985) Naturalistic studies: feasability and interest. In: Pichot P, Berner P, Wolf R, Thau K (eds) Psychiatry: the state of the art, vol 1. Plenum, New York, pp 269–272

Strauss JS, Hafez H (1981) Clinical questions and "real" research. Am J Psychiatr 138:1592–1596

Strauss JS, Hafez H, Lieberman P, Harding CM (1985) The course of psychiatric disorder. III. Longitudinal principles. Am J Psychiatr 142:289–296

Watt DC, Katz K, Shepherd M (1983) Preliminary communication. The natural history of schizophrenia: a 5-year prospective follow-up of a representative sample of schizophrenics by means of a standardized clinical and social assessment. Psychol Med 13:663–670

WHO (1973) The international pilot study of schizophrenia, vol 1. WHO, Genf

WHO (1973) Schizophrenia. An international follow-up-study. Wiley Chichester New York Brisbane Toronto

WHO (1980) International classification of impairments, disabilities, and handicaps. WHO, Genf

WHO (1987) Disability assessment schedule. WHO, Genf

Wing JK, Cooper JE, Sartorius N (1974) Measurement and classification of psychiatric symptoms. Cambridge University Press, London

Die Wirksamkeit extramuraler psychiatrischer Versorgung als Gegenstand wissenschaftlicher Untersuchung: Design, Operationalisierung und Methodik

W. AN DER HEIDEN und B. KRUMM

Der Mental Health Act in England aus dem Jahre 1959, der Mental Health Study Act sowie der Community Mental Health Centers Act aus den USA der Jahre 1955 bzw. 1963 gelten als die gesetzgeberischen Maßnahmen, die eine grundlegende Reform der psychiatrischen Versorgung einleiteten, die mit mehr oder weniger starker Verzögerung alle westlichen Kulturnationen erreichte. Das Herz dieser Reform ist die Verlagerung psychiatrischer Versorgung aus dem Krankenhaus in die Gemeinde. Als zwangsläufige Folge dieses Umbruches in der Behandlungsphilosophie war in den darauffolgenden Jahren eine weitgehende Neuabgrenzung und Neugewichtung und auch Neuentwicklung einzelner Komponenten des Versorgungssystems zu beobachten (Bachrach 1977).

Wie so viele Reformbewegungen stützte sich auch diese keineswegs auf die vollständige wissenschaftliche Kenntnis dessen, was man da einführen wollte, sondern bezog ihre Überzeugungskraft im wesentlichen aus impressionistischen Darstellungen der institutionellen Versorgung mit all ihren Mißständen, die an der Dringlichkeit von Veränderungen allerdings keinen Zweifel ließen. Unter diesen Voraussetzungen wundert es eigentlich nicht, daß auch heute rund 25–30 Jahre nach diesen ersten gesetzgeberischen Maßnahmen die Urteile darüber, ob die gemeindenahe psychiatrische Versorgung die in sie gesetzten Erwartungen erfüllen konnte, auseinandergehen:

"It is clear that a comprehensive range fo aftercare services in the community can not only decrease recidivism and rehospitalization but also can improve the likelihood of rehabilitation and the level of functioning of the chronic patient" schrieb Katz in einem 1985 erschienenen Handbuchartikel (S. 1587).

Zwischen diesem zu Optimismus Anlaß gebenden Fazit und der eher pessimistischen Formulierung von Bachrach aus dem Jahre 1982 "... we do not really know very much about outcomes ... beyond the fact, that given adequate services structures and resources, they are not harmful to patients", sind mittlerweile eine Reihe von Stellungnahmen abgegeben worden, die zu unterschiedlichen Bewertungen kommen und die sich, verwunderlich genug, zum großen Teil auf dieselben Quellen stützen.

Grundlage gemeinsamer wissenschaftlicher Meinungen sind allgemein akzeptierte Forschungsstrategien. Die Praxis der Versorgungsforschung ist allerdings noch weit davon entfernt.

Der folgende Beitrag greift in einem ersten Schritt einige wesentliche Bestandteile von Studien zur Evaluation extramuraler psychiatrischer Versorgung auf. In einem zweiten Schritt wird versucht, die ambulante medizinische Behandlung schizophrener Patienten auf ihre Wirksamkeit hin zu überprüfen.

Outcome-Kriterien

Einen wesentlichen Impuls bezog die psychiatrische Reformbewegung aus der Unerwünschtheit der Zustände in den Großkrankenhäusern alten Stils. Ähnlich gelagerte Ansichten führten in der Bundesrepublik zur Empfehlung der Enquetekommission, „... daß bei Behandlungsbedürftigkeit die Notwendigkeit stationärer Behandlung durch ambulante und halbstationäre Maßnahmen verringert ... wird" (Deutscher Bundestag 1975, S. 189). Neben der Vermeidung von vorwiegend aus sozialen Gründen indizierten Krankenhausaufenthalten, beispielsweise durch die Bereitstellung komplementärer Einrichtungen, soll durch kontinuierliche ambulante medizinische Versorgung drohenden krankheitsbedingten Rückfällen rechtzeitig vorgebeugt und damit eine stationäre Aufnahme abgewendet werden.

Konsequenterweise und logisch zwingend wurden Variablen, die am Auftreten bzw. an der Verhinderung des Ereignisses „Krankenhausaufnahme" festgemacht wurden, zum am häufigsten verwendeten Outcome-Kriterium bei der Evaluation extramuraler Dienste.

Bei allen offenkundigen Vorzügen, wie beispielsweise hohe Reliabilität, leichte Verfügbarkeit oder auch Anschaulichkeit für den Nichtfachmann, z. B. den Politiker, werden jedoch auch Einwände erhoben, die auf folgenden gemeinsamen Nenner gebracht werden können: Möglicherweise gibt es zwar eine Beziehung zwischen extramuraler Versorgung und stationärer Behandlungsbedürftigkeit, diese wird jedoch durch krankheitsunabhängige Faktoren überlagert. Stellvertretend hierfür steht die Argumentation von Erickson u. Paige (1973), die besagt, daß Aufnahme, Entlassung und Wiederaufnahme sowie die Dauer stationärer Behandlung vor allem durch sog. „Krankenhausvariablen" bestimmt werden, wie Bettenzahl, Behandlungsziel, Einstellung bezüglich einer optimalen Verweildauer und Entlassungspolitik. Andere Autoren wie Mezzich u. Coffman (1985) betonen den Einfluß sozialer bzw. familiärer Unterstützung, finanzieller Ressourcen sowie der Toleranz gegenüber psychisch Kranken. Ein weiteres Argument schließlich lautet, daß viele Wiederaufnahmen überhaupt erst durch ambulante Kontakte bewirkt werden, indem beispielsweise ein Arzt auf die Zustandsänderungen eines Patienten reagiert, wohingegen bei einem anderen Patienten eine vergleichbare Verschlechterung mangels extramuraler Kontakte ohne Konsequenzen bleibt.

Diese und ähnliche Einwände haben dazu geführt, daß einige Autoren die stationäre Wiederaufnahme als gänzlich untauglich zur Bewertung des Behandlungserfolges extramuraler psychiatrischer Versorgungsmaßnahmen und Einrichtungen ablehnen (Solomon u. Doll 1979; Erickson u. Paige 1973). Objektiv gibt es allerdings keinen Weg, der an Indizes stationärer Behandlungsbedürftigkeit als Outcome-Kriterien vorbeiführt, und zwar aus folgendem Grund: Der Auf- und Ausbau einer extramuralen psychiatrischen Versorgungsstruktur wurde mit der Notwendigkeit begründet, Wiederaufnahmen zu vermeiden, die Verweildauer im Krankenhaus zu reduzieren und den Aufenthalt „in der Gemeinde" zu verlängern; daher können nur die Maßnahmen und Einrichtungen als erfolgreich gelten, die an eben diesen Zielgrößen Veränderungen bewirken.

Obwohl es daher notwendig ist, das Outcome-Kriterium „stationäre Wiederaufnahme" beizubehalten, dürfen die vorgebrachten Einwände nicht als substanzlos zurückgewiesen werden. Formal umschreiben alle genannten Einwände Störvariablen, die die postulierten Beziehungen zwischen ambulanter Versorgung und Rehospitalisierung konfundieren. Sie müssen natürlich berücksichtigt werden; wie dies im einzelnen geschieht, ist nicht zuletzt der Kunstfertigkeit und dem Geschick des Forschers überlassen.

Patientenpopulationen

An welcher Population soll der ausgebaute extramurale Sektor des psychiatrischen Versorgungssystems seine Wirksamkeit unter Beweis stellen? Auch auf diese Frage gibt ein Rückgriff auf das ursprüngliche Ziel der Reformbewegung zumindest eine erste Antwort: Hervorragendes Ziel war die Verhinderung jahre- oder jahrzehntelanger Aufenthalte in psychiatrischen Krankenhäusern. Daher liegt der Ansatz nahe, sich zunächst mit „chronisch Kranken" zu befassen. Da bei Inanspruchnahmepopulationen selten ausschließlich chronisch Kranke zu Untersuchungszwecken zur Verfügung stehen, werden in der Regel Krankenhausentlassungspopulationen ausgewählt. Die Operationalisierung der Chronizität erfolgt dabei meist über Häufigkeit und/oder Dauer stationärer Vorbehandlung, wobei allerdings die Operationalisierungsanweisung weit davon entfernt ist, unstrittig zu sein (vgl. Serban 1980; Goldstein u. Caton 1983; Pokorny et al. 1976).
      Ein etwas indirekterer Zugang zu chronischer Krankheit besteht in der Aufteilung in diagnostische Untergruppen, vorzugsweise schizophrene Patienten gegen andere. Die Untersuchung der Wirksamkeit extramuraler Versorgung speziell bei schizophrenen Patienten ist sowohl inhaltlich als auch formal begründet. Nach Inzidenz und Prävalenz stellen sie eine zahlenmäßig bedeutsame Gruppe dar; unter den Langzeitpatienten in stationären Einrichtungen waren sie in der Vergangenheit die mit Abstand größte diagnostische Gruppe (Hailey 1971; Häfner u. Klug 1982; Wing u. Fryers 1976; Greenblatt u. Glazier 1975). Schizophrene Patienten sind einigermaßen präzise erfaßbar und in ihren Versorgungsbedürfnissen hinreichend homogen (Häfner et al. 1986). Neben der inhaltlichen Begründung der Konzentration evaluativer Bemühungen auf Teilpopulationen wie „chronisch Kranke" oder „Schizophrene" hat diese Entscheidung auch formale Konsequenzen: Sie bewirkt im Idealfall eine Homogenisierung der untersuchten Patientengruppen im Hinblick auf ihre Versorgungsbedürfnisse und impliziert, daß die durchgeführten Maßnahmen potentiell auch zu vergleichbaren Konsequenzen führen. Dort wo diese Annahmen nicht gerechtfertigt scheinen, müssen Untersuchungsdesign und Auswertungskonzepte die Kontrolle intervenierender Variablen erlauben.

Untersuchungsdesign

Untersuchungen zur Wirksamkeit extramuraler Versorgungseinrichtungen müssen kausale Zusammenhänge nachweisen. Dieser Anspruch hat unmittelbare Konsequenzen für Konzeption, Durchführung und Auswertung einer Studie.

Die gemeinsame Variation zweier Ereignisse für sich genommen sagt noch nichts darüber aus, was Ursache und was Wirkung ist. Wenn in den letzten Jahren parallel zum sukzessiven Ausbau extramuraler Versorgungsstrukturen eine Verkürzung der durchschnittlichen Verweildauer im Krankenhaus ermittelt werden konnte, so wird dadurch möglicherweise eine Kausalinterpretation nahegelegt, die besagt, daß durch die Bereitstellung ambulanter und komplementärer Dienste als auslösendes Ereignis die stationäre Behandlungsbedürftigkeit vermindert wurde. Solche Schlußfolgerungen entsprechen durchaus unseren alltäglichen Erfahrungen; Fallbeispiele und impressionistische Darstellungen der in der Versorgung Tätigen gibt es zur Genüge. Allerdings können diese oft eindrucksvollen Berichte die wissenschaftliche Beweisführung nicht ersetzen.

Ursache-Wirkungs-Beziehungen sind grundsätzlich nicht beobachtbar, es ist auch unmöglich, eine Kausalbeziehung empirisch zu verifizieren. Die Überprüfung von Kausalhypothesen erfolgt vielmehr über den Ausschluß konkurrierender Erklärungen (Bortz 1984; Kraak 1966).

Formal müssen für eine Kausalaussage drei Bedingungen erfüllt sein (Kenny 1979): 1. eine zeitliche Abfolge der Ereignisse, 2. eine gemeinsame Variation der interessierenden Ereignisse und 3. muß ausgeschlossen werden, daß es unkontrollierte Einflußgrößen gibt, die ihrerseits einen Einfluß auf die untersuchten Ereignisse ausüben, beispielsweise indem sie sowohl die Inanspruchnahme eines Dienstes als auch die Rückfallwahrscheinlichkeit determinieren.

Das Experiment scheint besonders geeignet, diese Bedingungen zu erfüllen. In ihm werden konkurrierende Erklärungen – die Wirksamkeit unkontrollierter Variablen – durch die zufällige Zuweisung der Probanden auf die verschiedenen Behandlungsbedingungen weitgehend ausgeschlossen. Die Patienten unterscheiden sich zu Untersuchungsbeginn nicht durch irgendwelche unkontrollierten, aber dennoch wirksamen Variablen, sondern nur durch die Zuweisung zu unterschiedlichen Versorgungsmaßnahmen.

Es ist leicht einzusehen, daß es in der psychiatrischen Versorgung oft genug schon aus ethischen Gründen nicht vertretbar ist, Patienten per Zufall verschiedenen Behandlungsbedingungen oder gar einer "no-treatment"-Bedingung als Kontrollbedingung zuzuweisen. Man muß also davon ausgehen, daß in der Regel gerade das Kriterium des Experimentes, das die kausale Interpretation der Ergebnisse erlaubt, nicht erfüllbar ist.

Im Unterschied zum Experiment erfolgt in Beobachtungsstudien keinerlei Manipulation der Inanspruchnahme durch den Untersucher. Der Ausschluß konkurrierender Erklärungsmuster muß dann durch ein Vorgehen gesichert werden, das sich entscheidend auf die Kenntnis eines Modells der beobachteten Vorgänge stützt.

Das ideale Modell grenzt aus dem Universum der Variablen diejenigen aus, die aufgrund von Vorwissen oder begründeten Vermutungen im gerade untersuchten Gegenstandsbereich wirksam sind. Dazu gehören natürlich die abhängigen und die unabhängigen Variablen und alle diejenigen Größen, die die Interaktion zwischen beiden beeinflussen können. Unterstellt, das Modell bilde den untersuchten Gegenstandsbereich richtig ab, so ermöglicht es durch die Einführung von direkten und indirekten Effekten die Zerlegung von Zusammenhängen in Bestandteile, die einzelnen unabhängigen Variablen zuzuordnen sind.

Ziele und Methodik der Untersuchung

Im Beispiel der Untersuchung der Wirksamkeit ambulanter psychiatrischer Behandlung, deren Darstellung nun folgt, wird davon ausgegangen, daß die Beziehung zwischen außerstationärer Versorgung und dem Outcome-Kriterium der stationären Behandlungsbedürftigkeit durch die folgenden Moderatorvariablen konfundiert wird. 1. psychopathologische Symptomatik bei Untersuchungsbeginn, 2. Gesamtdauer stationärer Vorbehandlung, 3. Lebensverhältnisse außerhalb des Krankenhauses (Abb. 1).

Der Darstellung liegen die Inanspruchnahmedaten einer Kohorte von 148 Mannheimer Patienten zugrunde, die mit der Diagnose Schizophrenie im Verlauf eines Jahres zur stationären Behandlung in eines der drei die Stadt Mannheim versorgenden Krankenhäuser aufgenommen wurden. Die Patienten werden insgesamt über einen Zeitraum von 18 Monaten beobachet, wobei in jeweils halbjährlichem Abstand Informationen zur Inanspruchnahme intra- und extramuraler Einrichtungen, sowie zum psychopathologischen Zustand erhoben wurden. Detaillierte Informationen zu inhaltlichen und formalen Merkmalen der Untersuchung sind nachzulesen bei Häfner et al. (1986) sowie bei an der Heiden u. Krumm (1985); ausführlichere Darstellungen des folgenden Vorgehens sind derzeit in Vorbereitung (an der Heiden et al. im Druck).

Im einzelnen sollen die folgenden Hypothesen überprüft werden:

1. Das Ausmaß ambulanter medizinischer Versorgung hat einen Einfluß auf den Zeitpunkt einer möglichen Wiederaufnahme und zwar derart, daß mit der Zu-

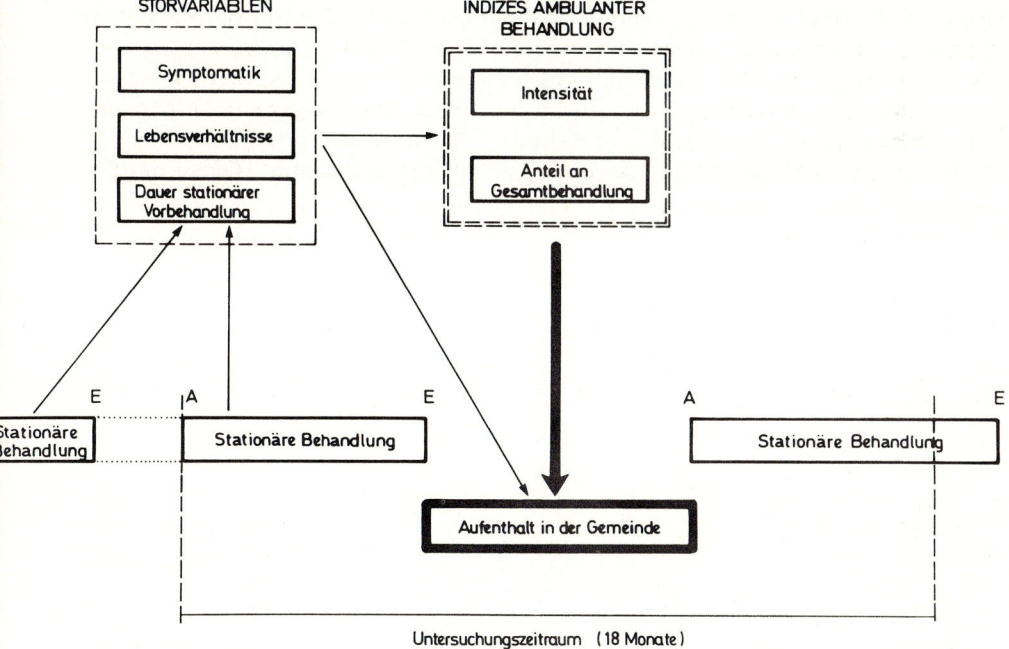

Abb. 1. Modelldarstellung zur Analyse der Variablen „Dauer des Aufenthaltes in der Gemeinde"

nahme ambulanter Betreuung der Zeitpunkt der Wiederaufnahme hinausge-
zögert wird.

2. Das Ausmaß ambulanter medizinischer Versorgung hat keinen Einfluß auf die
   Dauer eines stationären Aufenthaltes, da mit der Aufnahme Einflußfaktoren
   der Krankenhausbehandlung wirksam werden, die in unserem Modell keine
   Berücksichtigung finden.

Zur Beantwortung derartiger Fragestellungen, im vorliegenden Fall handelt es
sich um die Analyse von Zeitintervallen bis zum Auftreten eines kritischen Ereignisses (Aufnahme – Entlassung) eignet sich die sog. Survival-Analyse (Kalbfleisch
u. Prentice 1980; Diekmann u. Mitter 1984). Hierbei wird davon ausgegangen,
daß es eine mehr oder minder große Wahrscheinlichkeit dafür gibt, daß ein bestimmtes Ereignis innerhalb eines festgelegten Zeitintervalles stattfindet. Diese
Wahrscheinlichkeit variiert in Abhängigkeit von Charakteristika des untersuchten Patienten. In unserem Fall wird eine Abhängigkeit vom Ausmaß vorausge-
gangener ambulanter medizinischer Versorgung postuliert.

Man muß nun davon ausgehen, daß das kritische Ereignis nicht ausschließlich
eine Funktion ambulanter Versorgung ist, sondern daß dieser Zusammenhang
durch den Einfluß dritter Variablen verändert werden kann.

Untersuchungsgegenstand in der ersten Analyse ist der Zeitraum zwischen der
Krankenhausentlassung und dem Zeitpunkt der stationären Wiederaufnahme
bzw. Ende des Beobachtungszeitraumes. Da sowohl Symptomatik, Lebensverhältnisse und Dauer stationärer Vorbehandlung die Ausgestaltung und den Erfolg der Behandlung beeinflussen und die Patienten sich in dieser Hinsicht unterscheiden, werden diese Einflüsse im Rahmen eines Regressionsmodells eliminiert
(auspartialisiert). Als unabhängige Variablen benutzen wir infolgedessen die um
diese Störvariablen bereinigten Indizes ambulanter Behandlung. Analoges gilt für
die abhängige Variable „Aufenthalt in der Gemeinde": Aus der abhängigen Variable wird der Varianzanteil auspartialisiert, der durch die genannten Moderatorvariablen determiniert wird.

Ein strukturgleiches Modell wird für die abhängige Variable „Dauer des Klinikaufenthaltes" angewendet.

Ergebnisse

Die kumulative Überlebenswahrscheinlichkeit nach Entlassung aus dem Krankenhaus bis zum kritischen Ereignis „Wiederaufnahme in stationäre Behandlung" in Abhängigkeit von unterschiedlichen Anteilen ambulanter Versorgung an
der Gesamtversorgung ist in Abb. 2 graphisch dargestellt.

Zur Bildung der unabhängigen Variablen wurde bei jedem Patienten, für den
Zeitraum von Beginn der Studie bis zum Eintreten des kritischen Ereignisses bzw.
bis zum Ende der Studie, auf der Basis von 15-Tages-Intervallen die Häufigkeit
ambulanter und stationärer Kontakte ermittelt und zueinander in Beziehung gesetzt. Als ambulanter Kontakt zählt jeder Kontakt zu einer psychiatrischen Am-
bulanz oder zu einem niedergelassenen Arzt, sofern er der Behandlung der schizophrenen Erkrankung dient.

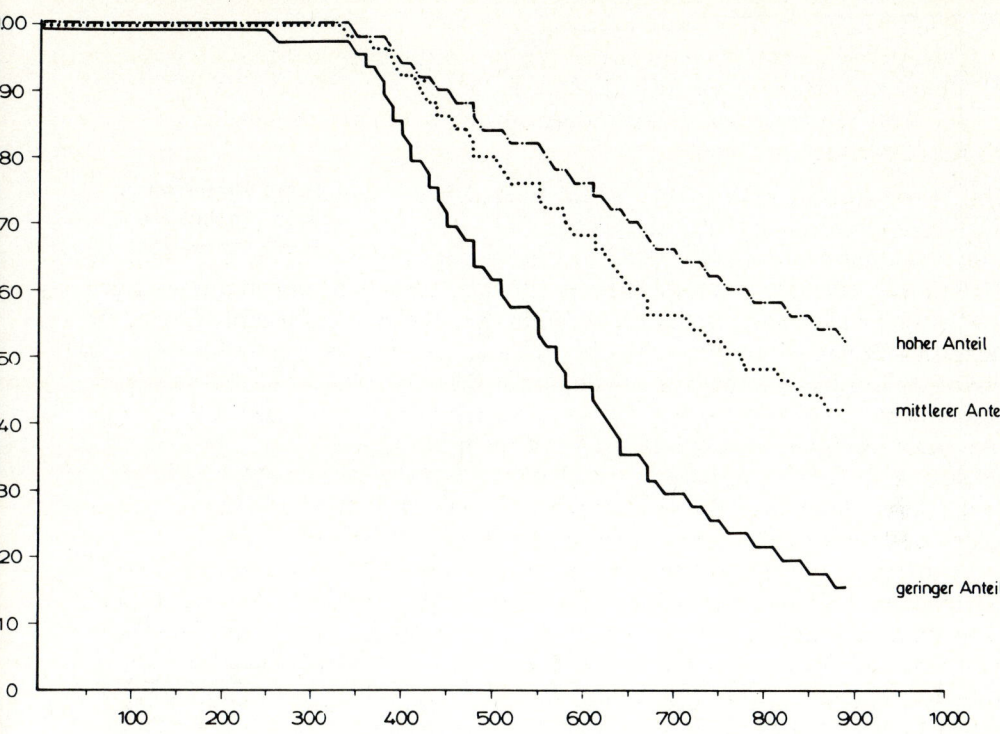

Überlebenswahrscheinlichkeit

Abb. 2. Verweildauer in der Gemeinde. Die Ordinate bildet die Wahrscheinlichkeiten von 0 bis 1.0 ab; Abszisse ist eine (transformierte) Zeitachse in Tageseinheiten

Zur Illustration wurden drei Werte der unabhängigen Variablen ausgewählt: „Geringer Anteil" gibt den Wert der unabhängigen Variablen an, der von 80% der Stichprobe übertroffen wird, „mittlerer Anteil" beeichnet den Wert, der von 50% übertroffen wird, „hoher Anteil" bezeichnet den Wert, der von 20% übertroffen wird. Wie deutlich zu sehen ist, steigt die Überlebenswahrscheinlichkeit, wenn der Anteil ambulanter Versorgung zunimmt, drastisch an. In Tage umgerechnet, ergibt beispielsweise der Übergang vom 2. („gering") zum 5. Dezil („mittel") eine Verlängerung des Aufenthaltes in der Gemeinde um 187 Tage. Der Sprung vom 5. zum 8. Dezil („hoch") entspricht einer Differenz von 110 Tagen.

Ein ganz anderes Ergebnis erhält man für die abhängige Variable „Dauer des Klinikaufenthaltes" (Abb. 3.). Schon optisch ist kein Unterschied zwischen den Kurven auszumachen, d. h. die Intensität ambulanter Versorgung hat keinen Einfluß auf die Länge eines Klinikaufenthaltes: Der Übergang vom 2. zum 5. Perzentil der Variablen „Anteil ambulanter Behandlung" bewirkt eine nichtsignifikante Verkürzung des Klinikaufenthaltes um 3 Tage, der Sprung vom 5. zum 8. Perzentil um 10 Tage.

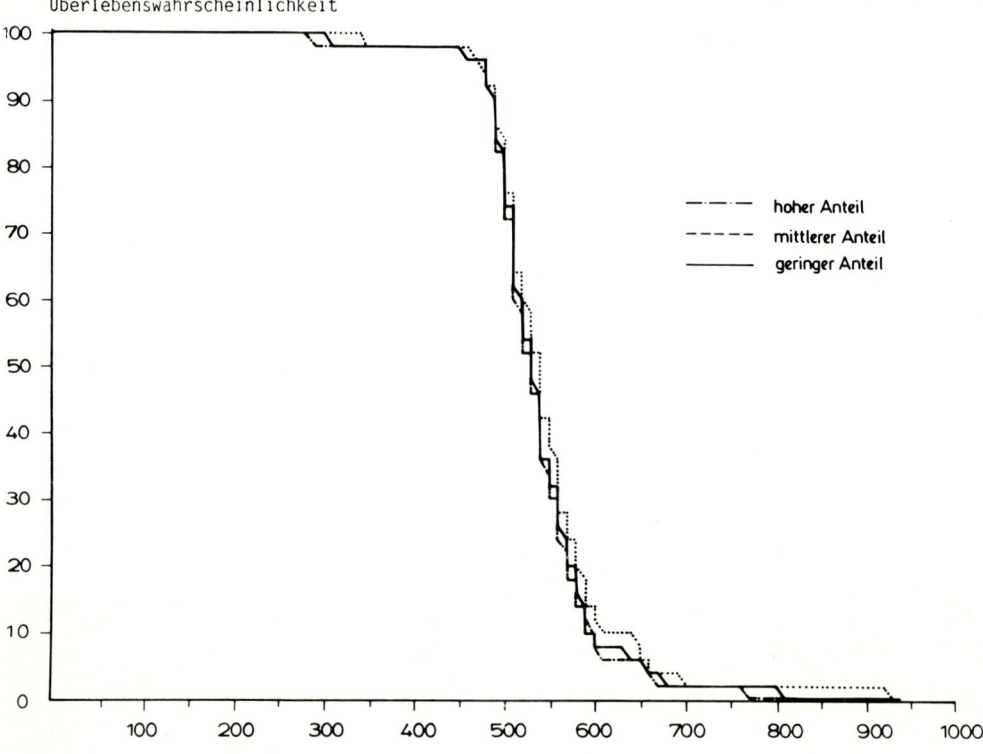

Abb. 3. Verweildauer in der Klinik

Zusammenfassung

Kernstück des Nachweises der Wirksamkeit von Behandlungsmaßnahmen – sowohl in experimentellen wie auch in Beobachtungsstudien – sind Design- und Auswertungsstrategien, die den Ausschluß konkurrierender Erklärungen sichern: Nur so ist es möglich, Veränderungen an Outcome-Kriterien auf Veränderungen der extramuralen psychiatrischen Versorgung zurückzuführen. In Beobachtungsstudien (ohne Zufallszuweisung der Patienten) zerlegt ein Modell der psychiatrischen Versorgung die Varianz im Outcome-Kriterium in Teile, die auf extramurale Versorgung, und in solche, die auf die übrigen im Modell berücksichtigten Variablen zurückzuführen sind.

Im vorliegenden Beispiel wird, unter Berücksichtigung krankheitsrelevanter Einflußgrößen wie Symptomatik und Chronizität sowie der Lebensverhältnisse der Patienten, die Auswirkung ambulanter medizinischer Versorgung auf die Wiederaufnahmewahrscheinlichkeit untersucht. Für eine Gruppe schizophrener Patienten konnte ermittelt werden, daß mit zunehmender Intensivierung ambulanter Versorgung der „Aufenthalt in der Gemeinde" verlängert wird. Dagegen hat die ambulente Versorgung keinen Einfluß auf die Dauer eines Klinikaufenthaltes.

Während die Notwendigkeit modellgeleiteter Analyseverfahren außer Frage steht und ein Verzicht auf Modelle einen Rückschritt bedeutet, ist die inhaltliche

Ausgestaltung – welche Einflußgrößen werden berücksichtigt – durchaus diskussionswürdig. Zukünftige Forschung sollte nicht den Irrweg der Modellvermeidung beschreiten, sondern im Gegenteil Modelle als notwendiges theoretisches Gerüst akzeptieren und sich mit ihrer inhaltlichen Weiterentwicklung auseinandersetzen.

Literatur

Bachrach L (1977) Deinstitutionalization: a conceptual framework. National Institute of Mental Health, Division of Biometry and Epidemiology, Rockville/MD

Bachrach L (1978) A conceptual approach to deinstitutionalization. Hosp Community Psychiatry 29:573–578

Bachrach L (1982) Assessment of outcomes in community support systems: results, problems, and limitations. Schizophr Bull 8:39–61

Bortz J (1984) Lehrbuch der empirischen Forschung. Springer, Berlin Heidelberg New York Tokyo

Deutscher Bundestag (1975) Bericht über die Lage der Psychiatrie in der Bundesrepublik Deutschland: Zur psychiatrischen und psychotherapeutisch-psychosomatischen Versorgung der Bevölkerung. Drucksache 7/4200

Diekmann A, Mitter P (1984) Methoden zur Analyse von Zeitverläufen. Täubner, Stuttgart

Erickson RC, Paige AB (1973) Fallacies in using length-of-stay and return rates as measures of success. Hosp Community Psychiatry 24:559–561

Goldstein JM, Caton CLM (1983) The effects of the community environment on chronic psychiatric patients. Psychol Med 13:193–199

Greenblatt M, Glazier E (1975) The phasing out of mental hospitals in the United States. Am J Psychiatry 132:1135–1140

Häfner H, Klug J (1982) The impact of an expanding community mental health service on patterns of bed usage: evaluation of a four-year-period of implementation. Psychol Med 12:177–190

Häfner H, Heiden W an der, Buchholz W, Bardens R, Klug J, Krumm B (1986) Organisation, Wirksamkeit und Wirtschaftlichkeit komplementärer Versorgung Schizophrener. Nervenarzt 57:214–226

Hailey AM (1971) Long-stay psychiatric inpatients: a study based on the Camberwell register. Psychol Med 1:128–142

Heiden W an der, Krumm B (1985) Does outpatient treatment reduce hospital stay in schizophrenics? Eur Arch Psychiatry Neurol Sci 234:26–31

Heiden W an der, Krumm B, Häfner H (im Druck) Extramural care and readmission: interrelation or artefact

Kalbfleisch JD, Prentice RL (1980) The statistical analysis of failure time data. Wiley, New York

Katz SE (1985) Partial hospitalization and comprehensive community services. In: Kaplan HI, Sadock BJ (eds) Comprehensive textbook of psychiatry, IV, vol 2. Williams & Wilkins, Baltimore London, pp 1583–1588

Kenny DA (1979) Correlation and causality. Wiley, New York Chichester

Kraak B (1966) Zum Problem der Kausalität in der Psychologie. Psychol Beiträge 9:413–432

Mezzich JE, Coffman GA (1985) Factors influencing length of hospital stay. Hosp Community Psychiatry 36:1162–1170

Pokorny AD, Thornby J, Kaplan HW, Ball D (1976) Prediction of chronicity in psychiatric patients. Arch Gen Psychiatry 33:932–937

Serban G (1980) Adjustment of schizophrenics in the community. MTP, Lancaster

Solomon P, Doll W (1979) The varieties of readmission: The case against the use of recidivism rates as a measure of program effectiveness. Am J Orthopsychiatry 49:230–239

Wing JK, Fryers T (1976) Psychiatric services in Camberwell and Salford: Statistics from the Camberwell and Salford psychiatric registers 1964–1974. MRC Social Psychiatry Unit, London and Department of Community Medicine, Manchester

Depressive Syndrome
in einer Kohorte junger Erwachsener im Längsschnitt

J. Angst und A. Dobler-Mikola

Wir wissen relativ viel über den Verlauf affektiver Erkrankungen, soweit es sich um hospitalisierte Kranke handelt. Es gibt aber kaum Untersuchungen im Längsschnitt über ambulant Behandelte und unseres Wissens keine über repräsentative Stichproben der Normalbevölkerung, welche unbehandelte Fälle einschließen. Aus der Erkenntnis, daß psychiatrisch hospitalisierte Depressive heute nicht repräsentativ für Depressive in der Allgemeinbevölkerung sein können, entschlossen wir uns, eine Kohorte junger Erwachsener longitudinal zu studieren.

Das Projekt gilt allgemein der Symptomatik, der Diagnostik und dem Verlauf milder funktioneller Syndrome. Nach mehrjährigen methodischen Vorbereitungen begannen wir 1978 mit der Rekrutierung einer repräsentativen Stichprobe der 19jährigen männlichen und 20jährigen weiblichen Bevölkerung des Kantons Zürich. In einem 2stufigen Vorgehen wurde aus 2 201 Männern und 2 346 Frauen mit Hilfe von Fragebögen eine Stichprobe von 591 Personen für eine Studie bis zum 30. Lebensjahr ausgelesen. In die Stichprobe wurden mit Hilfe der Symptom-Check-List (SCL-90) von Derogatis (1977) Hochscorer vermehrt aufgenommen, um Risikofälle anzureichern (Einzelheiten vgl. Angst et al. 1984).

Das Design ist in Tabelle 1 dargestellt. Nach einem Interview im Jahr 1979 folgte 1980 eine erneute Fragebogenuntersuchung und 1981 ein zweites Interview. Zur Zeit läuft die dritte Interviewphase, der in 2 Jahren eine vierte folgen soll, mit der das Projekt dann vorläufig einmal abgeschlossen wird. Die Stichprobe hat sich über 4 Jahre durch Ausfälle um 23% auf 456 Personen im Jahr 1981 reduziert.

Das einzige Instrument, welches über sämtliche Erhebungen konstant mitgeführt werden konnte, ist die SCL-90. Anläßlich der Fragebogenuntersuchung

Tabelle 1. Depressive Syndrome: Longitudinaldaten über 10 Jahre (Erläuterungen im Text)

Alter	19–20	20–21	21–22	22–23	27–28	29–30
Jahr und Art der Erhebung (Fragebogen, Interview)	1978 F	1979 I	1980 F	1981 I	1986 I	1988 I
Stichprobengröße		591	504	456	?	?
Ausfälle (%)			14,7	22,8	?	?
Syndrome (SL)	+		+			
Syndrome (SPIKE)		+		+	+	+
Diagnosen:						
WORK (SYM)		+		+	+	+
andere (DSM III, RDC usw.)				+	+	+
SCL-90	+	+	+	+	+	+

kam dazu eine klinische Syndromliste (SL, Angst et al. 1984). Durch ein weitgehend strukturiertes Interview (SPIKE, Strukturiertes Psychopathologisches Interview und Rating der sozialen Konsequenzen psychischer Beschwerden in der
Epidemiologie) wurden zahlreiche funktionelle psychische und psychosomatische
Syndrome erfaßt, unter anderem auch das depressive Syndrom. Operational definierte Diagnosen sind mit Hilfe dieses Interviews möglich, international vergleichbar jedoch erst seit der Untersuchungsphase von 1981.

Im Laufe der Untersuchung hat sich gezeigt, daß die Auswertung der Daten
äußerst komplex und problembeladen ist. Alle Feststellungen sind deshalb mit einer gewissen Vorsicht zu bewerten, und im folgenden kann nur versucht werden,
aus verschiedenen Blickrichtungen den Verlauf depressiver Syndrome zu schil-
dern. Auf eine ätiologische Klassifikation depressiver Störungen wird dabei von
vornherein verzichtet. Eine besondere Schwierigkeit liegt darin, daß wir ein Kon-
tinuum zwischen depressiven Symptomen des Gesunden und denjenigen von
Kranken annehmen müssen (Angst u. Dobler-Mikola 1984a) und daß daher jede
Falldefinition, die auf einem gewissen Schwellenwert beruht, arbiträr sein muß.
Zur Falldefinition wählten wir 2 Strategien, nämlich erstens die Anwendung diagnostischer Kriterien und zweitens Folgen des Krankheitsverhaltens (Aufsuchen
von professioneller Behandlung inklusive Vorliegen eines Suizidversuches). Pro-
fessionelle Behandlung meint in diesem Falle nicht Behandlung durch einen
Psychiater, sondern Behandlung wegen psychischer Störungen.

Für die Falldefinition haben wir die in früheren Arbeiten entwickelten Kriterien für „major depression“ = EDE(SYM) (Angst u. Dobler-Mikola 1984b) und
diejenigen für „minor depression“ = RBD(SYM) (Angst u. Dobler-Mikola 1985)
verwendet (Tabelle 2). Die diesbezüglichen Informationen gründen auf den Kri-
teriensymptomen der DSM III. Da diese nur im Jahr 1981 systematisch erfaßt
wurden, mußten wir uns für das Jahr 1979 auf nur 5 (statt 8) Symptome beschrän-
ken. Da die 5 Symptome auch 1981 erfaßt worden waren, kann anhand dieser
Stichprobe eine Validierung erfolgen, welche in Tabelle 3 in ihren Resultaten wiedergegeben ist. Spezifität und Sensitivität variieren zwischen 84% und 99%, was
uns berechtigt, die WORK(SYM)-Kriterien für die Falldefinition im Jahr 1979
zu benützen.

Tabelle 2. Falldefinition

1981	EDE (SYM) ("major depression")	≥ 2 Wochen depressiv Leistungsverminderung bei der Arbeit Männer: 3 von 8 Symptomen DSM III Frauen: 5 von 8 Symptomen DSM III
	RBD (SYM) ("minor depression")	Während eines Jahres monatlich depressive Verstim- mungen von weniger als 2 Wochen Dauer Leistungsverminderung bei der Arbeit Männer: 3 von 8 Symptomen DSM III Frauen: 5 von 8 Symptomen DSM III
1979	WORK (SYM)	Kriterien wie EDE (SYM)/RBD (SYM) Männer: 2 von 5 Symptomen DSM III Frauen: 3 von 5 Symptomen DSM III

EDE = Extensive Depressive Episode, RBD = Recurrent Brief Depression

Tabelle 3. Validierung der WORK (SYM)-Falldefinition an der EDE (SYM)-Definition

		Männer		Frauen	
		EDE (SYM)	RBD (SYM)	EDE (SYM)	RBD (SYM)[a]
		o	+	o	+
WORK (SYM)[b,c]	o	169	2	187	6
	+	1	21	5	27
		2 von 5 Symptomen		3 von 5 Symptomen	
Spezifität (a)		95%		84%	
Sensitivität (b)		99%		97%	
Overall-agreement		98%		95%	

$$(a) \quad \frac{\text{richtig positiv}}{\text{richtig positiv} + \text{falsch positiv}}$$

$$(b) \quad \frac{\text{richtig negativ}}{\text{falsch negativ} + \text{richtig negativ}}$$

[a] DSM-III-Symptome: Appetit, Gewicht (Zunahme, Abnahme); vermehrter Schlaf, Schlaflosigkeit; psychomotorische Erregung oder Hemmung; Interessenverlust; Energieverlust, Erschöpfung; Gefühl der Wertlosigkeit, Schuldgefühle; verminderte Denk- und Konzentrationsfähigkeit; Gedanken an Tod, Suizid; Suizidversuch
[b] WORK (SYM)-Symptome: Schlafstörungen, Interssenverlust, Leistungsverlust, Minderwertigkeitsgefühle, Lebensüberdruß, Suizidversuch
[c] Schwelle für Falldefinition

Tabelle 4. Depressionskala (DEPZH-SCL, gewonnen aus einer Faktorenanalyse der Zürcher Stichprobe dieser Studie): Items und Reliabilität

3. Wiederkehrende unangenehme Gedanken, die Sie nicht loswerden können
14. Energieverlust oder Langsamkeit
15. Gedanken, das Leben zu beenden
26. Selbstvorwürfe wegen bestimmter Dinge
28. Sich unfähig (blockiert) fühlen, Dinge zu erledigen
30. Sich traurig fühlen
31. Sorgen oder brüten über gewissen Dinge
32. Für nichts Interesse haben
41. Minderwertigkeitsgefühle gegenüber anderen
44. Schwierigkeiten beim Einschlafen oder Durchschlafen
46. Schwierigkeiten, sich zu entscheiden
54. Gefühl der Hoffnungslosigkeit über die Zukunft
55. Konzentrationsschwierigkeiten
59. Gedanken über den Tod oder das Sterben
66. Unruhiger oder gestörter Schlaf
69. Sich anderen gegenüber gehemmt fühlen
71. Gefühl, alles sei eine Anstrengung
79. Minderwertigkeitsgefühle
89. Schuldgefühle

Innere Konsistenz (Mittelwert der Inter-Item-Korrelationen)	0,39
Cronbachs Alpha	0,92

Die Selbstbeurteilung der Depressivität bildet sich in einer speziell konstruierten Skala aus der SCL-90 ab. Sie ist in Tabelle 4 kurz wiedergegeben. Sie wurde faktorenanalytisch gewonnen und zeigt eine hohe innere Konsistenz.

In der vorliegenden Untersuchung wollen wir uns in einem ersten Schritt auf Fälle konzentrieren, die definiert sind durch Behandlung wegen Depression und/ oder Suizidversuchen. Eine solche Falldefinition liegt auf einer von diagnostischen Kriterien unabhängigen Dimension. Das Aufsuchen von Behandlung oder die Präsenz von Suizidversuchen korrelieren zwar beide mit dem Schweregrad der depressiven Stimmung, reichen aber bis in mildeste Formen derselben, ja im Falle der Suizidversuche vielleicht in den Bereich nichtdepressiven Verhaltens hinein. Wir halten diese Falldefinition keineswegs für ideal, jedoch der Untersuchung wert. In einem zweiten Schritt werden wir den Verlauf aufgrund diagnostischer Kriterien definierter Fälle untersuchen.

Die Stichprobe der Behandelten und Suizidalen

Sie umfaßt 99 Personen. Die Überschneidung einer Gruppe von 24 Personen, die während der Untersuchungsperiode über 4 Jahre einen Suizidversuch unternommen haben, mit einer Gruppe von 87 Personen, die vor oder während der Untersuchungsperiode wegen depressiver Syndrome behandelt wurden, wird aus Abb. 1 ersichtlich. Die 4-Jahres-Prävalenz für Suizidversuche beträgt 2,9%, die totale Behandlungsprävalenz wegen Depression bis zum 23. Lebensjahr 11,2%; die Schnittmenge umfaßt 0,6%. Frauen finden sich in allen Untergruppen doppelt so häufig wie Männer.

In Tabelle 5 sind nach Geschlechtern getrennt die Behandlungsprävalenzen angegeben. Es zeigt sich, daß 20 der insgesamt 99 Personen bereits vor Beginn der Studie wegen depressiver Syndrome behandelt worden waren, was einer Prävalenz von 3,3% bis zum 20. Lebensjahr entspricht. Hinzu kommt die Streckenprävalenz über die 4 Untersuchungsjahre von 10,2%, was insgesamt 13,5% ausmacht. Erstaunlicherweise sind Männer häufiger nur anamnestisch behandelt als Frauen, in der Untersuchungsperiode jedoch überwiegen bei weitem die Frauen. Dies entspricht den Ergebnissen anderer Autoren, wonach sich die Prävalenz psychischer Beschwerden nach der Pubertät zugunsten der Frauen verändert. Bis

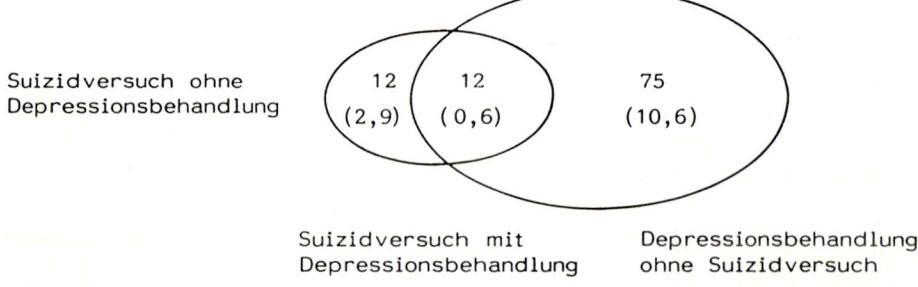

Abb. 1. Überlappung von Suizidversuchen und Depressionsbehandlung (n=99; in Klammern: Prävalenz in % bis zum 23. Lebensjahr hochgerechnet)

Tabelle 5. Prävalenzen (in %) von behandelten und unbehandelten Fällen

	Männer	Frauen	M + F	*n*
Behandelt				
Nur anamnestisch, bis 18/19jährig[a]	4,8	1,9	3,3	20
Anamnestisch + prospektiv (4 Jahre)	0,6	5,3	3,1	27
Nur prospektiv (4 Jahre), bis 22/23jährig[a]	2,0	11,6	7,1	52
Insgesamt, bis 22/23jährig[a]	7,4	18,7	13,5	99
Nichtbehandelt	19,5	9,0	13,9	65
Fälle insgesamt	26,9	27,7	27,4	164

Dazu kommen noch 254 Kontrollen (38 Probanden ausgeschlossen wegen "missing data" in der postalischen Befragung 1980)

[a] Männer: 18- bzw. 22jährig; Frauen: 19- bzw. 23jährig

Tabelle 6. Inzidenz der Behandlungsfälle (%)

1978	1979	1980	1981
0,2	3,0	1,5	2,5

zum 22. Lebensjahr waren nur 7,4% der Männer, hingegen bis zum 23. Lebensjahr 18,7% der Frauen wegen depressiver Störungen behandelt worden. Schließt man aber in die Falldefinition die Unbehandelten ein, so verschwindet der Geschlechtsunterschied erstaunlicherweise. Dies mag mit einem Kohorteneffekt zusammenhängen. Real handelt es sich um 70 Männer und 94 Frauen, was einem leichten Überwiegen der Frauen gleichkommt (1 : 1,3), das durch die Hochrechnung ausgeglichen wird.

Die Inzidenz der Erstbehandelten ist in Tabelle 6 dargestellt. Sie hängt von der Untersuchungsmethode ab. In den Fragebogenjahren 1978 und 1980 wurden deutlich niedrigere Behandlungsraten angegeben als in den beiden Interviews 1979 und 1981. Der wahre Wert dürfte um 1,8% liegen. Bei einem Geschlechtsverhältnis von Männern zu Frauen von etwa 1 : 6,5 ist damit offenkundig, daß Frauen sehr viel häufiger Hilfe suchen als Männer.

Unterstichproben von Behandlungsgruppen

Den weiteren Analysen liegen verschiedene Gruppierungen zugrunde, nämlich:

1. eine Dreiergruppierung, bestehend aus 1) nichtdepressiven Kontrollfällen (n = 254), 2) unbehandelten Fällen (n = 65) und 3) behandelten Fällen (n = 99), einschließlich Suizidversuchen (Behandlungsprävalenzgruppe);
2. eine Teilmenge von Gruppe 3), die erstmals 1979 behandelt wurde (Behandlungsinzidenzgruppe 1979, n = 25);
3. eine weitere Teilmenge der Gruppe 3), die erstmals 1981 behandelt wurde (Behandlungsinzidenzgruppe 1981, n = 16).

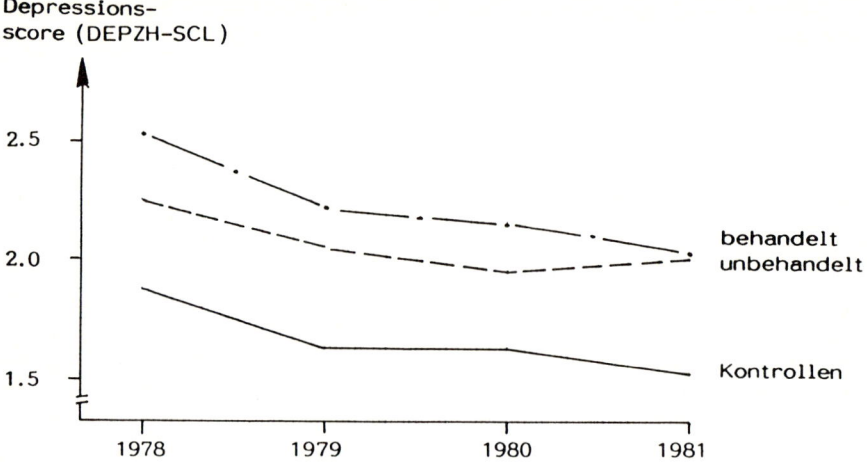

Abb. 2. Depressive Fälle und Kontrollen. Werte über vier Jahre (Mediane). Die Fälle unterscheiden sich überall signifikant von den Kontrollen

Depressionsscores im Verlauf von 4 Jahren

Der Krankheitsverlauf von depressiven Manifestationen in der Gesamtstichprobe kann durch Scores der neu konstruierten Depressionsskala der SCL-90 illustriert werden (Abb. 2). Die je behandelten Fälle liegen in ihren Depressionsscores bedeutend höher als die Kontrollen: Die unbehandelten Fälle unterscheiden sich von den behandelten nur wenig oder gar nicht. Dies ist ein Hinweis darauf, daß das Hilfesuchen nur sehr bedingt mit dem Schweregrad depressiver Beschwerden zusammenhängt.

Von erheblichem Interesse ist in diesem Zusammenhang nun der Verlauf der beiden Unterstichproben, die 1979 bzw. 1981 erstmals wegen depressiver Störungen behandelt wurden. Tabelle 7 zeigt, daß ein Jahr vor und ein Jahr nach der Behandlung in der Behandlungsinzidenzgruppe 1979 der Depressionsscore hoch ist und sich erst 1981 annähernd normalisiert.

Tabelle 7. Depressivität über 4 Jahre abhängig von der Behandlungsinzidenz

(Mediane)	n	Depressionsscores (DEPZH-SCL)			
		1978	1979	1980	1981
Kontrollen	254	1,89	1,63	1,58	1,53
Gruppe mit Behandlungs- inzidenz 1979	25	2,53***	1,95**	2,00***	1,68*
Gruppe mit Behandlungs- inzidenz 1981	16	2,21*	2,16*	2,03**	2,11***

   * $p < 0,05$
  ** $p < 0,01$
*** $p < 0,001$

Tabelle 8. Positive Familienanamnese (Verwandte ersten Grades): statistischer Vergleich der Fälle mit Kontrollen

		Kon-trollen	Depressive Fälle		p
			nicht behandelt	be-handelt	
	n	249	63	94	
Positive Familienanamnese für					
1. Depression	%	10	11	24	0,002
2. psychiatrisch Behandlung	%	16	6	26	0,004
3. Suizid	%	7	3	8	n.s.
1–3 insgesamt	%	23	13	40	0,0001

Die Behandlungsinzidenzgruppe 1981 ist durchgehend über die 3 behandlungsfreien Vorjahre schon durch erhöhte Depressionsscores charakterisiert. Die Behandlung fällt also nicht in einen kritischen Gipfel dieser Entwicklung hinein. Beide behandelten Gruppen unterscheiden sich in ihren Depressionsscores stets signifikant von den Kontrollen.

Familiengeschichte

Die Familienanamnese wurde bisher nur von Eltern und Geschwistern für Depressionen, psychiatrische Behandlungen und Suizide aufgenommen. Tabelle 8 zeigt, daß unbehandelte Depressive sich in der Familiengeschichte von den Kontrollen nicht unterscheiden, daß aber behandelte Depressive sowohl signifikant mehr Depressionen in der engeren Familie als auch psychiatrische Behandlungen der Angehörigen angeben als Kontrollen und Unbehandelte. Interessant ist, daß in der Untergruppe der nichtbehandelten Depressiven psychiatrische Behandlungen in der Familie verglichen mit den Kontrollen sogar untervertreten sind. Es deutet sich damit eine familiäre Überlieferung des Hilfesuchens an. Entscheidend scheint weniger die Präsenz oder Absenz eines depressiven Syndroms als vielmehr die Einstellung der engeren Bezugspersonen zu sein. Die unter den Kontrollen gefundenen 16% Behandelter entsprechen hochgerechnet 9,4% der Normalpopulation.

Life events im Längsschnitt

Zur Erfassung von Life events über jeweils ein Jahr wurde eine modifizierte Version des Instruments von Tennant u. Andrews (1976, 1977) angewendet. Es wurden die 3 Jahre zwischen den 4 Untersuchungen erfaßt, wobei zu berücksichtigen ist, daß 1980 die Life events der letzten 12 Monate nur schriftlich, jedoch mit dem gleichen Instrument registriert wurden. In Tabelle 9 ist für jede Gruppe die Rate der Personen angegeben, welche sich im untersten und obersten Quartil der Be-

Tabelle 9. Depression: Behandlungsinzidenz in Beziehung zu belastenden Lebensereignissen und Bewältigungsvermögen

		1979		1980		1981	
		tief %	hoch %	tief %	hoch %	tief %	hoch[a] %
Gesamtbelastung durch Life events							
Kontrollen	(254)	29	19	29	16	30	19
Behandlungsinzidenzgruppe 1979	(25)	16	$\boxed{36}$	28	32	32	40
Cramers V[b]		0,17*		0,19*		0,18*	
Behandlungsinzidenzgruppe 1981	(16)	12	44	19	44	6	$\boxed{50}$
Cramers V		0,16		0,18*		0,21**	
Bewältigungsvermögen („mastery")							
Kontrollen	(254)	19	33	–	–	19	30
Behandlungsinzidenzgruppe 1979	(25)	$\boxed{36}$	18	–	–	36	20
Cramers V		0,14		–	–	0,12	
Behandlungsinzidenzgruppe 1981	(16)	40	20	–	–	$\boxed{44}$	12
Cramers V		0,17		–	–	0,15	
Selbstwert („self esteem")							
Kontrollen	(254)	17	23	–	–	19	22
Behandlungsinzidenzgruppe 1979	(25)	$\boxed{26}$	17	–	–	36	24
Cramers V		0,07		–	–	0,13	
Behandlungsinzidenzgruppe 1981	(16)	33	13	–	–	31	19
Cramers V		0,12		–	–	0,10	

[a] Erstes und viertes Quartil
[b] Cramers V stets gegenüber Kontrollen berechnet
   * $p < 0,05$
  ** $p < 0,01$

lastung befinden. Der Belastungsscore errechnet sich aus der Summe der Items, deren Gewichte aus einer schweizerischen Normalstichprobe stammen (Bischofberger u. Thomaier 1982). Gegenüber den Kontrollen finden sich unter den Inzidenzfällen jeweils viel mehr Personen im obersten Quartil der Belastungsscores. Beide Inzidenzgruppen weisen über alle 3 Jahre hohe Belastungswerte auf. Es ist also keineswegs so, daß nur unmittelbar vor dem Aufsuchen von Behandlung eine Häufung von Stressoren über 12 Monate nachzuweisen wäre. Es ließe sich aus diesen Befunden postulieren, daß gewisse Personen über Jahre hohe Life-event-Scores aufgrund ihrer Persönlichkeit angeben. Eine frühere Analyse von uns zeigt aber, daß intraindividuell keine hohe Stabilität besteht, sondern daß die Personen mit hohen Life-events-Scores ziemlich zufällig über den Zeitraum wechseln (Dobler-Mikola u. Angst 1986). Dies gestaltet natürlich die Beziehung zwischen Life-event-Scores und Behandlungsinzidenz noch lockerer.

Bewältigungsvermögen

Das Bewältigungsvermögen schwieriger Lebenssituationen versuchten wir mit Hilfe der durch Pearlin u. Schooler (1978) entwickelten Skala für "mastery" und "self esteem" in den beiden Interviews zu erfassen. (Rate der Personen, die sich im höchsten und tiefsten Quartil der Scores befinden, vgl. Tabelle 9.) Es deuten sich Unterschiede zwischen den beiden Behandlungsinzidenzgruppen 1979 und 1981 gegenüber den Kontrollen an. Bewältigungsvermögen und Selbstwertgefühl erscheinen niedriger (nicht signifikant) in den Inzidenzgruppen. Analog zu den Life-event-Scores zeigt sich auch hier keine Abhängigkeit vom Jahr der Behandlungsinzidenz. Personen, die 1981 erstmals behandelt wurden, weisen schon 2 Jahre früher identische Scores auf.

Die Befunde zeigen zusammengefaßt in beiden behandelten Gruppen über 4 Jahre relativ hohe Depressionsscores begleitet von hohen Life-event-Scores, niedrigem Bewältigungsvermögen und niedrigem Selbstvertrauen. Zum Aufsuchen von Behandlung wegen depressiver Störungen stehen diese Variablen nicht in direkten Zusammenhängen. Aufgrund der Befunde muß angezweifelt werden, ob eine Falldefinition basierend auf Behandelten vs. Unbehandelten vs. Kontrollen bezüglich der untersuchten Fragen sehr fruchtbar ist. Wir werden deshalb im folgenden die Fallinzidenz aufgrund diagnostischer Kriterien mit longitudinalen Daten in Beziehung setzen.

Fälle definiert durch diagnostische Kriterien

Die definierten Fälle (vgl. Tabellen 2 und 3) können in "minor" und "major depression" für beide Interviewstichproben 1979 und 1981 unterteilt werden. Hochgrechnet auf die Gesamtpopulation finden wir für das Jahr 1979 eine 1-Jahres-

Tabelle 10. Diagnosen longitudinal[a]

Depressive Fälle				n
1979		1981		
„minor"	„major"	„minor"	„major"	
[+]	o	o	o	36
+	o	+	o	10
+	o	o	+	7
o	[+]	o	o	21
o	+	+	o	1
o	+	o	+	4
o	o	[+]	o	21
o	o	o	[+]	13
			Insgesamt	113

[a] Nur Fälle berücksichtigt, die 1979 und 1981 untersucht wurden

Prävalenz von 7,1% für "minor depression" und von 5,1 für „major depression";
die analogen Zahlen für das Jahr 1981 lauten 4,4% für "minor" und 4,4% für
"major depression".

Interessant ist die Analyse der longitudinalen Veränderungen der Diagnosen.
Zu diesem Zwecke werden in Tabelle 10 nur diejenigen 113 depressiven Probanden aufgeführt, welche durch beide Interviews erfaßt worden sind. Die Tabelle
zeigt, daß die Mehrzahl, nämlich 80%, nur anläßlich *eines* Interviews die Fallkriterien erfüllte. 57 Probanden zeigten nur einmal eine "minor depression" und 34
nur einmal eine "major depression". 20% der Probanden sind sowohl 1979 als
auch 1981 als Fälle diagnostiziert, wobei am häufigsten die Diagnose "minor"
oder "major depression" stabil blieb oder, wenn ein Wechsel erfolgte, dieser eher
von "minor" zu "major depression" hinführte.

Inzidenz von Fällen

Wir wollen uns im folgenden auf Ersterkrankungen der Jahre 1979 und 1981 be-
schränken (Tabellen 11 und 12) und diese longitudinal analysieren. Dabei schlie-

Tabelle 11. 1979 und 1981 identifizierte, behandelte und unbehandelte
Inzidenzfälle (Falldefinition: WORK (SYM), EDE (SYM), RBD (SYM)

	Interview		n	% hoch- gerechnet
	1979	1981		
Kontrollen	○	○	254	
Identifiziert 1979	+	○	42	9,4
Identifiziert 1979/81	+	+	17	2,0
Identifiziert 1981	○	+	24	4,0

Tabelle 12. Inzidenzgruppen (WORK [SYM]) 1979 und 1981

Depressives Syndrom 1978		Fallinzidenz		n
		1979	1981	
Kontrollen	○	○	○	201
	(+)	○	○	53
D epressiv	○	+	○	28
	(+)	+	○	14
Depressiv	○	+	+	6
	(+)	+	+	11
Depressiv	○	○	+	13
	(+)	○	+	11

ßen wir alle Fälle aus, die jemals behandelt worden sind. Von 59 1979 identifizierten Fällen bleiben 34 Fälle, von 24 1981 erstmals identifizierten Fällen bleiben 13 Fälle.

SCL-Depressionsscores longitudinal

Die Dichotomie aufgrund der schon ein Jahr vor der Fallidentifikation erhobenen depressiven Syndrome ist, wie aus Tabelle 13 hervorgeht, sehr relevant. Die anamnestisch stumme Inzidenzgruppe 1979 weicht 1978 von den Kontrollen nicht ab, hingegen zeigt die anamnestisch schon früher erkrankte Gruppe einen deutlich erhöhten Score. Longitudinal zeigen die beiden Untergruppen mit einer Inzidenz 1979 einen sehr unterschiedlichen Verlauf. Die anamnestisch stumme Gruppe zeigt über 4 Jahre keine relevante Veränderung des Depressionsscores und unterscheidet sich hierin deutlich von den Kontrollen, deren Werte zurückgehen (p < 0,001). Analog zeigt die anamnestisch positive Inzidenzgruppe 1979 ebenfalls hochsignifikante Abweichungen vom Score der Kontrollen und ein Absinken der Depressionsscores von 2,9 (1978) auf 2,0 (1981) (p < 0,01).

Die Inzidenzgruppe 1981 ist zahlenmäßig gering, was deren Aussagekraft einschränkt. Die anamnestisch stumme Gruppe zeigt wiederum kein Absinken, während die anamnestisch positive Gruppe sich von der Kontrollgruppe stärker unterscheidet und im Score zurückgeht, um dann im Jahr der Inzidenz 1981 wieder anzusteigen. Interessant ist, daß die anamnestisch stummen Fälle insgesamt in ihren Scores tiefer liegen als die bereits 1978 symptomatische Gruppe. Ferner ist bemerkenswert, daß die Skalenwerte im Jahr der Fallidentifikation zum Teil nicht höher liegen als in anderen Jahren.

Interessant ist nun die longitudinale Analyse der über 3 bzw. 2 Jahre erfaßten Life events und Copingfähigkeiten. In Tabelle 14 sind wiederum die ersten und

Tabelle 13. Depression, Inzidenz 1979, 1981. Depressionsscores über 4 Jahre (Mediane)

		Depressionsscores (SCL)				Longit. VA (Friedman)
		1978	1979	1980	1981	
Kontrollen	(254)	2,0	1,8	1,7	1,6	***[a]
Inzidenz 1979 (WORK [SYM])						
depressives Syndrom 1978	○ (34)	2,0 n.s.	2,1**	2,1**	2,1**	n.s.[c]
	+ (25)	2,9***	2,3***	2,4***	2,0**	***[a]
Inzidenz 1981 (EDE [SYM], RBD [SYM])						
depressives Syndrom 1978	○ (13)	1,7 n.s.	2,0 n.s.	1,7 n.s.	2,1 n.s.	n.s.[c]
	○ (11)	3,1***	2,5***	2,2**	2,8***	n.s.[b]

[a] Regression zum Mittel über 4 Jahre
[b] Regression zum Mittel, Ausnahme 1981
[c] Keine Regression
Gegen Kontrollen p < 0,05*, p < 0,01**, p < 0,001***

Tabelle 14. Depression, Inzidenz 1979, 1981. Life events und Coping über 3 Jahre

(1. und 4. Quartile)		1979		1980		1981	
		tief %	hoch %	tief %	hoch %	tief %	hoch %
„Life events"							
Kontrollen	(254)	30	19	29	17	30	19
Inzidenz 1979							
depressives Syn-	o (34)	24	21	18	38*	18	29
drom 1978	+ (25)	24	28	16	28	20	28
Inzidenz 1981							
depressives Syn-	o (13)	15	38	23	31	8	46
drom 1978	+ (11)	9	27	18	36	0	64*
„Mastery"							
Kontrollen	(254)	19	34	–	–	19	30
Inzidenz 1979							
depressives Syn-	o (34)	29	23	–	–	26	26
drom 1978	+ (25)	32	5*	–	–	29	8
Inzidenz 1981							
depressives Syn-	o (13)	17	25	–	–	50	25
drom 1978	+ (11)	40	10	–	–	36	0
„Self esteem"							
Kontrollen	(254)	17	23	–	–	19	22
Inzidenz 1979							
depressives Syn-	o (34)	35	19*	–	–	29	26
drom 1978	+ (25)	32	27	–	–	23	36
Inzidenz 1981							
depressives Syn-	o (13)	17	33	–	–	15	15
drom 1978	+ (11)	33	11	–	–	44	0

* $p < 0{,}05$

vierten Quartile in ihren prozentualen Besetzungen im Vergleich zu den Kontrollen angegeben.

Hinsichtlich der Life events werden unter den Kontrollen über 3 Jahre stets etwa 30% im tiefsten Quartil und 17–19% im höchsten angesiedelt. Reziprok liegen die Verhältnisse für die Inzidenzfälle. Sie sind über die 3 erfaßten Jahre stets im höchsten Quartil überrepräsentiert. Unterscheidet man zwischen solchen mit stummer und positiver Anamnese für depressive Syndrome im Jahr 1978, zeigen sich keine signifikanten Differenzen zwischen diesen Untergruppen. Ferner ist sehr bemerkenswert, daß longitudinal über die 3 Jahre keine sehr großen Schwankungen zu verzeichnen sind. Einzig in der Inzidenzgruppe 1981 deutet sich ein nochmaliger Anstieg im Jahr der Ersterkrankung an, wobei aber schon in den Vorjahren etwas höhere Life-event-Scores vorhanden waren.

Das Bewältigungsvermögen ("mastery") wie auch das Selbstwertgefühl ("self esteem") wurden nur anläßlich der beiden Interviews 1979 und 1981 erfaßt. Gegenüber den Kontrollen sind die Inzidenzfälle 1979 bezüglich Bewältigungsvermögen und Selbsteinschätzung signifikant niedriger. Dieser Befund ist auch 2

Jahre später angedeutet noch vorhanden. Umgekehrt zeigt die Inzidenzgruppe 1981 mit stummer Anamnese 2 Jahre früher, also 1979, gegenüber den Kontrollen normale Scores von Bewältigungsvermögen und Selbsteinschätzung. Das Bewältigungsvermögen sinkt hier subjektiv erst 1981 stark ab, während die Selbsteinschätzung konstant bleibt. Die Befunde stützen die Hypothese nicht, wonach ein ungünstiges Copingvermögen der Erkrankung vorangeht, wobei einschränkend darauf hinzuweisen ist, daß relativ lange Zeiträume erfaßt wurden und die Stichproben klein sind. Die Ergebnisse deuten eher darauf hin, daß eine gewisse Zustandsabhängigkeit von der Depression vorliegt.

Die Dichotomie der Inzidenzfälle in solche mit stummer und positiver Anamnese scheint bezüglich des Copingvermögens besonders relevant. Es muß deshalb überprüft werden, ob nicht eine Untergruppe längerdauernd depressiv ist, z. B. im Sinne einer chronischen Dysthymie oder einer "recurrent brief depression". Wir haben aus diesem Grunde alle Fälle in "minor" und "major depression" (definiert als RBD und EDE, Angst u. Dobler-Mikola 1985) unterteilt (Tabelle 15), wobei allerdings wegen der kleinen Zahlen nicht nach positiver oder negativer Anamnese 1978 unterschieden wird.

Die Fälle mit "minor depression" zeigen über die 4 Jahre eher höhere Depressionsscores als jene mit "major depression". Getrennt nach Inzidenzjahren zeigt sich 1979 in beiden diagnostischen Untergruppen kein bemerkenswerter Anstieg, hingegen ist ein solcher 1981 klar nachweisbar. Bei der Interpretation der Befunde haben wir zu berücksichtigen, daß wir nicht ausschließen können, daß einzelne der 1979 als Fälle identifizierten Personen nicht auch bereits 1978 die diagnostischen Kriterien erfüllt hätten. Damals wurde aber kein Interview durchgeführt,

Tabelle 15. Depressionsscores von „minor" (RBD) und „major depression" (EDE) über 4 Jahre in Beziehung zur Fallinzidenz (Befunde Inzidenzjahre eingerahmt)

		1978	1979	1980	1981	Longit. VA (Friedman)
Kontrollen	(254)	2,0	1,8	1,7	1,6	***
„Minor depression" (RBD)						
Inzidenz 1979	(39)	2,5***	2,5 ***	2,5***	2,2***	n.s.
Inzidenz 1981	(14)	2,4*	2,1 n.s.	1,7 n.s.	2,4 ***	n.s.
„Major depression" (EDE)						
Inzidenz 1979	(20)	2,1 n.s.	1,9 n.s.	1,8 n.s.	1,5 n.s.	n.s.
Inzidenz 1981	(10)	2,3 n.s.	2,2*	1,8 n.s.	2,3 *	n.s.
(U-Tests gegen Kontrollen)						
EDE vs. RBD (U-Test)						
1979		n.s.	*	*	**	
1981		n.s.	n.s.	n.s.	n.s.	

  * p < 0,05
 ** p < 0,01
*** p < 0,001
n.s. nicht signifikant

und deshalb stehen nur die Fragebogendaten zur Verfügung. Falls die Annahme berechtigt ist, daß diese Kranken zum Teil schon früher eigentliche Fälle waren, werden die Befunde hinreichend erklärt. Nicht erklärt ist damit jedoch die Differenz zwischen "minor" und "major depression". Es ist immer noch möglich, daß Fälle mit sog. "minor depression" oder chronischer Dysthymie eher langfristig viele Beschwerden äußern. Ob dies einer neurotischen Persönlichkeitsentwicklung oder einer andern Wahrnehmung, z. B. alltäglicher vegetativer Sensationen, zuzuschreiben ist, bleibt offen.

Diskussion der Befunde

Wir haben versucht, die Fälle nach 2 verschiedenen Dimensionen zu definieren, nämlich nach dem Krankheitsverhalten (Behandelte, Fälle mit Suizidversuchen) und nach diagnostischen Kriterien, ähnlich denjenigen, die in der DSM III oder anderen Klassifikationen benützt werden. Die Analyse über 4 Jahre bezog sich auf 3 verschiedene Fragestellungen, nämlich Behandlungsprävalenz und -inzidenzen, Verlauf der Depressivität, gemessen mit einer ad hoc konstruierten Skala der SCL-90, und Korrelationen der Behandlungs- bzw. Fallinzidenz über die 4 Jahre mit Skalen, welche belastende Lebensereignisse, Bewältigungsvermögen und Selbstwerteinschätzung widerspiegeln.

Je differenzierter die Daten erfaßt und analysiert werden, um so schwieriger wird es im Längsschnitt, zwischen krank und gesund scharf zu trennen. Es ist auch schwierig, reine Ersterkrankunen zu definieren, da relativ viele Fälle anamnestisch schon anbehandelt waren oder ein Jahr vor Erfüllen der Fallkriterien bereits an depressiven Syndromen litten, die als ein gesundheitliches Problem subjektiv wahrgenommen wurden.

Der Hauptbefund ist, daß unabhängig von der Behandlungs- oder Fallinzidenz die Depressionsscores der einzelnen Gruppen über Jahre relativ stabil bleiben. Das gleiche gilt mit einem Intervall von 2 Jahren für erhöhte Life-event-Scores, erniedrigtes Bewältigungsvermögen und Selbstwertgefühl. Im Gegensatz zur relativen Stabilität dieser Befunde über Jahre wechseln die Falldiagnosen anläßlich der beiden Interviews sehr ausgeprägt, da nur 20% der einmal diagnostizierten Fälle auch anläßlich des anderen Interviews die Fallkriterien für "minor" oder "major depression" erfüllten. Das heißt, auf diagnostischer Ebene sind starke Schwankungen der Morbidität vorhanden. Die Befunde können dahin gehend interpretiert werden, daß longitudinal eine etwas schwankende Depressivität vorhanden ist, welche zeitweise den Schwellenwert der Falldefinition überschreitet. Da bei den einwandfreien Ersterkrankten in den 3 Vorjahren die Depressionsscores tief liegen, andererseits sich aber katamnestisch über 3 Jahre nicht mehr normalisieren, ist anzunehmen, daß unabhängig von der Falldefinition nach einer Ersterkrankung keine Vollremission mehr eintritt, sondern daß die Gruppen durch einen langfristig erhöhten Depressionsscore charakterisiert bleiben.

Viele Fragen bleiben offen und bedürfen weiterer Analysen, so z. B. der intraindividuelle Verlauf der Depressivität. Gibt es relativ stabile Hoch- oder Tiefscorer, oder handelt es sich um eine eher stochastische Verteilung? Entsprechen Hoch- und Tiefscorer der in die DSM III eingegangenen Dichotomie in chronische Dysthymien und traditionellerweise den chronischen depressiven Entwicklungen oder neurotischen Depressionen; entsprechen dann die Tiefscorer eher den klassischen phasischen Depressionen? In einer früheren (unveröffentl.) intraindividuellen Longitudinalanalyse belastender Lebensereignisse fanden wir mehr Evidenz für stochastische Verteilungen als für eine Typologie in Hoch- und Tiefscorer. Berührt wird damit die Rolle der Persönlichkeit. Entscheidet sie zusammen mit Umwelteinflüssen nicht nur teilweise über das Krankheitsverhalten, sondern beeinflußt eventuell auch die Wahrnehmung von Depressivität, belastenden Lebensereignissen, Bewältigungsvermögen usw.?

Die vorliegende Studie wirft also mehr Probleme auf, als sie löst, und wir sehen mit um so größerer Spannung den weiteren Ergebnissen aus den noch laufenden Untersuchungen entgegen.

Literatur

Angst J, Dobler-Mikola A (1984a) The Zurich Study. II. The continuum from normal to pathological depressive mood swings. Eur Arch Psychiatr Neurol Sci 234:21–29

Angst J, Dobler-Mikola A (1984b) The Zurich Study. III. Diagnosis of depression. Eur Arch Psychiatr Neurol Sci 234:30–37

Angst J, Dobler-Mikola A (1985) The Zurich Study. A prospective epidemiological study of depressive, neurotic and psychosomatic syndromes. IV. Recurrent and nonrecurrent brief depression. Eur Arch Psychiatr Neurol Sci 234:408–416

Angst J, Dobler-Mikola A, Binder J (1984) The Zurich Study. A prospective epidemiological study of depressive, neurotic and psychosomatic syndromes. I. Problem, methodology. Eur Arch Psychiatr Neurol Sci 234:13–20

Bischofberger A, Thomaier K (1982) Normierung einer Life-Event-Skala. Unveröffentlichte Diplomarbeit, Zürich

Derogatis LR (1977) SCL-90. Administration, scoring and procedures manual-I for the R (revised) version and other instruments of the Psychopathology Rating Scale series. Hopkins University School of Medicine, Chicago

Dobler-Mikola A, Angst J (1986) Life events and depressive syndromes. Results of a prospective panel study over 4 years (im Druck)

Pearlin LI, Schooler C (1978) The structure of coping. J Health Soc Behav 19:2–21

Robins LN (1985) Epidemiology: reflections on testing the validity of psychiatric interviews. Arch Gen Psychiatry 42:918–924

Tennant C, Andrews G (1976) A scale to measure the stress of life events. Aust NZ J Psychiatry 10:27–32

Tennant C, Andrews G (1977) A scale to measure the stress of life events. Aust NZ J Psychiatry 11:163–167

Uhlenhuth EH, Balter MB, Mellinger GD, Cisin IH, Clinthorne J (1983) Symptom checklist syndromes in the general population. Correlations with psychotherapeutic drug use. Arch Gen Psychiatry 40:1167–1173

Wing JK, Cooper JE, Sartorius N (1974) Measurement and classification of psychiatric symptoms: an instruction manual for the PSE and Catego Program. Cambridge University Press, London

Verlauf und Ausgang psychischer Störungen im Alter

H. BICKEL

Obgleich sich in den letzten Jahren zunehmend die Auffassung durchgesetzt hat, daß die Folgen psychischer Störungen im höheren Lebensalter zu einem der bedeutsamsten sozial- und gesundheitspolitischen Probleme geworden sind (Häfner 1986), steht man in der Gerontopsychiatrie im Grunde noch am Beginn einer systematischen quantifizierenden Verlaufsforschung. Typisierende Beschreibungen des Krankheitsverlaufs und vereinzelte, nur eingeschränkt vergleichbare Untersuchungen zeichnen ein bislang eher lückenhaftes Bild. Einige Pionierarbeiten aus länger zurückliegenden Jahren trugen indessen maßgeblich zur empirischen Fundierung bei und stimulierten bis in die heutige Zeit Replikationsstudien.

Eine der Pionierarbeiten ist die von Roth im Jahre 1955 publizierte Untersuchung über den sog. natürlichen Verlauf psychischer Alterserkrankungen. Dabei gelang es, die fünf diagnostischen Kategorien, in die stationäre Patienten aus den 30er und 40er Jahren klassifiziert worden waren – senile Demenz, arteriosklerotische Demenz, akuter Verwirrtheitszustand, affektive Psychose, Paraphrenie –, anhand eines einfachen Verlaufsmerkmals voneinander zu diskriminieren. Das Verlaufsmerkmal, das sowohl sechs Monate als auch zwei Jahre nach Aufnahme erhoben wurde, bestand schlicht darin, ob der Patient nach Ablauf der jeweiligen Frist aus der stationären Behandlung entlassen worden war oder sich weiterhin in stationärer Behandlung befand oder aber verstorben war.

Da eine Reihe jüngerer Untersuchungen sich derselben diagnostischen Kategorien und Kriterien als Vergleichsmaßstab bediente, um einem zwischenzeitlichen Prognosenwandel nachzugehen, schienen die Arbeiten, in denen Bezug auf die Rothschen Ergebnisse genommen wurde, am besten als Ausgangspunkt für eine Verlaufsdarstellung geeignet. Freilich bringt es der enge Blickwinkel mit sich, daß zum einen lediglich die Sicht auf die Rothschen Kategorien möglich ist und der Verlauf nur in groben Zügen erkennbar wird und zum anderen der Verlauf der unbehandelten Störungen und das Altersschicksal der in jüngeren Jahren erkrankten Patienten weitgehend ausgespart bleibt.

Demenzen

Die folgenschwersten und mit zunehmendem Alter zahlenmäßig überwiegenden psychogeriatrischen Erkrankungen sind die Demenzen. Während sich in Feldstudien zeigen ließ, daß nichtorganische, „funktionelle" psychische Störungen im höheren Alter eine im wesentlichen gleichbleibende Häufigkeit haben, steigt die Prävalenz der Demenzen steil mit dem Alter an. Zwischen 65 und 75 Jahren sind demnach knapp 5% der Altenbevölkerung durch dementielle Erkrankungen beeinträchtigt – ein Großteil davon durch leichtere Formen –, doch wächst ihr Anteil im Alter von über 75 Jahren auf 20% und mehr an (Henderson 1986). Eine holländische Fallregisterstudie zeigte die Parallelen bei den behandelten Patienten auf (Giel et al. 1984): In der Altersgruppe der 65- bis 74jährigen machten Demente nur ein Viertel der Patientenschaft aus, zwischen 75 und 84 Jahren bereits mehr als zwei Drittel und im Alter von über 85 Jahren mehr als 80%.

Den progredienten und irreversiblen Demenzprozessen liegen vor allem Veränderungen vom Alzheimer-Typ und zerebrale Infarkte zugrunde (Royal College of Physicians 1981). Als Kennzeichen einer Multiinfarktdemenz (MID) gelten der abruptere Beginn der intellektuellen Beeinträchtigungen, die stufenweise Verschlechterung und der fluktuierende Verlauf. Häufig finden sich in der Vorgeschichte Schlaganfälle bzw. lassen sich neurologische Symptome beobachten. Senile Demenzen vom Alzheimer-Typ (SDAT) zeigen einen einschleichenden Beginn und einen eher kontinuierlichen Verlauf, wobei zunächst Merkfähigkeitsstörungen, Konzentrationsschwäche, aber auch Ermüdbarkeit, Unruhe und Ängstlichkeit auffällig werden können (Huppert u. Tym 1986). Mit dem Voranschreiten beider Erkrankungen nimmt der Gedächtnisverlust zu, weitere kognitive Funktionen werden beeinträchtigt, Verhaltensänderungen treten ein, die Orientierung, insbesondere in bezug auf Ort und Zeit, wird gestört. Die Betroffenen sind schließlich nicht mehr in der Lage, sich selbst zu versorgen und auf fremde Hilfe angewiesen. In der Endphase kommt es häufig zu Bettlägerigkeit, zumeist verbunden mit Harn- und Stuhlinkontinenz.

Während die Sequenz des Krankheitsprozesses vielfach in der geschilderten Weise beschrieben wird, mangelt es an prospektiven Untersuchungen, in denen der Dauer der frühen Phasen und den Determinanten des weiteren Verlaufs nachgegangen wurde. Bislang ist noch unklar, in wievielen und in welchen Fällen sich aus einer leichten kognitiven Beeinträchtigung eine Demenz entwickelt. Auf gutartige Verläufe seniler Vergeßlichkeit wies Kral (1962) bereits vor mehr als zwanzig Jahren hin. Im Einklang damit stehen auch die Ergebnisse von Bergmann et al. (1971), nach denen innerhalb einer Frist von zwei bis vier Jahren nur jeder Dritte der Älteren, die an einer leichten Demenz zu leiden schienen, zweifelsfrei ein chronisches hirnorganisches Psychosyndrom entwickelte. Die überwiegende Zahl der Neuerkrankten hatte zuvor keine Beeinträchtigung erkennen lassen. Hingegen stellten Berg et al. (1982) in einer jüngeren Untersuchung fest, daß es in einer stark selektierten Stichprobe von leichter dementen Älteren, die anhand eindeutig definierter operationaler Kriterien gebildet worden war, nach zwölf Monaten in keinem Fall zu einer Milderung, in der Hälfte der Fälle aber zu einem Fortschreiten der Störung gekommen war. Möglicherweise ist demnach die Varianz im Verlauf der leichteren Störungen geringer, als man bisher annehmen mußte, und zu einem beträchtlichen Teil den unzureichenden Kriterien und Erfassungsmethoden zuzuschreiben (Henderson u. Huppert 1984).

Wenn demente Patienten in stationäre Versorgung gelangen, sind die Beeinträchtigungen in der Regel schon weit fortgeschritten und die Prognose im allgemeinen sehr ungünstig.

In Abb. 1 sind die Rothschen Verlaufsmerkmale für stationär behandelte Patientenpopulationen aus vier Jahrzehnten dargestellt. Dabei wurden die senilen

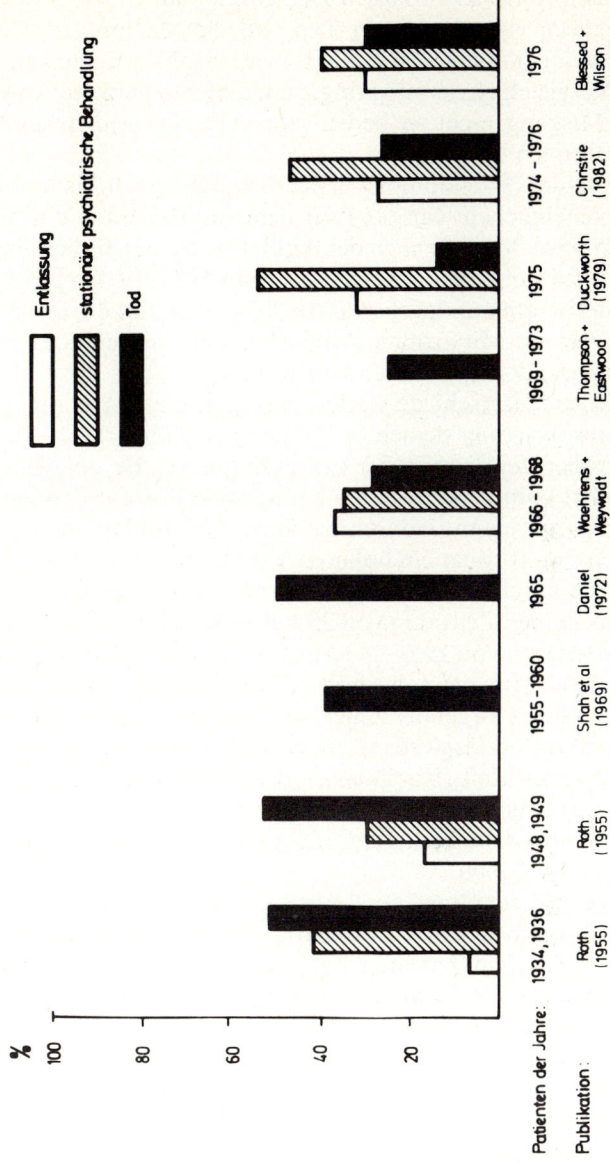

Abb. 1. Demenzen: Stationär behandelte, ältere Patienten 6 Monate nach Aufnahme

und die arteriosklerotischen Demenzen – im neueren Sprachgebrauch die senilen Demenzen vom Alzheimer-Typ und die Multiinfarktdemenzen – zusammengefaßt, denn zum einen sind die Patientenzahlen in einigen Untersuchungen für einen Vergleich etwas zu gering, zum anderen sind die Abweichungen in bezug auf den Ausgang nicht so bedeutsam, daß eine gemeinsame Betrachtung nicht zu rechtfertigen wäre.

Aus der Abbildung ist ersichtlich, daß noch bis in die 60er Jahre hinein der wahrscheinlichste Ausgang für demente Patienten darin bestand, innerhalb der ersten sechs Monate nach der Aufnahme zu versterben. Im Mittel betrug die Sterberate während dieses Zeitraums rund 50%. In den jüngeren Jahren jedoch sank die Sterberate auf durchschnittlich 30% ab und die Entlassungsrate stieg auf diesen Wert an. Mit größter Wahrscheinlichkeit befanden sich die Patienten nun in fortwährender stationärer Versorgung.

Diese Unterschiede werfen natürlich die Frage auf, ob sich die verbleibende Lebenserwartung dementer Patienten verlängert hat. Für diese Vermutung hat ein grober Vergleich in der vorliegenden Art, bei dem eine Vielzahl von Merkmalen nicht kontrolliert werden kann, zweifellos nur geringe Beweiskraft. Sie wurde jedoch zum einen dadurch genährt, daß die Patienten aus den 70er Jahren im Durchschnitt sogar ein höheres Alter hatten als in den früheren Studien und zum anderen durch die Resultate der Lundby-Studie, der einzigen Felduntersuchung, die über einen Zeitraum von 25 Jahren durchgeführt wurde. Hierbei fand man für den Zeitraum von 1957–1972 trotz einer gegenüber dem Zeitraum von 1947–1957 gesunkenen Inzidenz eine höhere Prävalenz organischer Psychosen (Hagnell et al. 1981). Dieses Ergebnis schien sich nur durch eine gestiegene Überlebenszeit der Erkrankten erklären zu lassen. Eine eingehendere Analyse der Lundby-Daten aus der jüngsten Zeit (Rorsman et al. 1985) zeigte zwar eine tendenzielle Verlängerung der Lebenserwartung, doch war das Muster sehr unregelmäßig und eine inferenzstatistische Sicherung innerhalb der konventionellen Verläßlichkeitsgrenzen nicht möglich.

Wenn diese Frage auch noch kontrovers beurteilt wird (Whitehead u. Hunt 1982; Naguib u. Levy 1982), so mehren sich doch die Hinweise, die auf ein längeres Überleben dementer Patienten schließen lassen (Barclay et al. 1985; Diesfeldt et al. 1986). Zumindest scheint sich die kurzfristige Überlebensprognose stationär versorgter Patienten, wie Abb. 1 zeigt, gegenüber den früheren Jahrzehnten verbessert zu haben (Christie 1985). In Übereinstimmung damit fanden Christie u. Train (1984) beim Vergleich von Patientenkohorten aus den 50er und aus den 70er Jahren Mortalitätsunterschiede zugunsten letzterer, die bis zu fünfzehn Monate nach Aufnahme statistisch signifikant waren.

In Abb. 2 sind die Verhältnisse nach Ablauf von zwei Jahren dargestellt. Die Unterschiede zwischen den Studienergebnissen sind nun nicht mehr so ausgeprägt oder in ihrer Tendenz so eindeutig wie sechs Monate nach stationärer Aufnahme. Das Absinken der Mortalitätsraten setzt sich in den Untersuchungen von Christie (1982) und Blessed u. Wilson (1982) nicht fort. Im Mittel sind zwei Jahre nach Aufnahme über 60% der Patienten verstorben; die Sterberaten aus den einzelnen Studien variieren mit zufälligen Abweichungen um diesen Wert.

Dieses Resultat bestätigte sich bei einer Sichtung weiterer Untersuchungen, die in den letzten Jahrzehnten an Dementen in psychiatrischen Einrichtungen, in

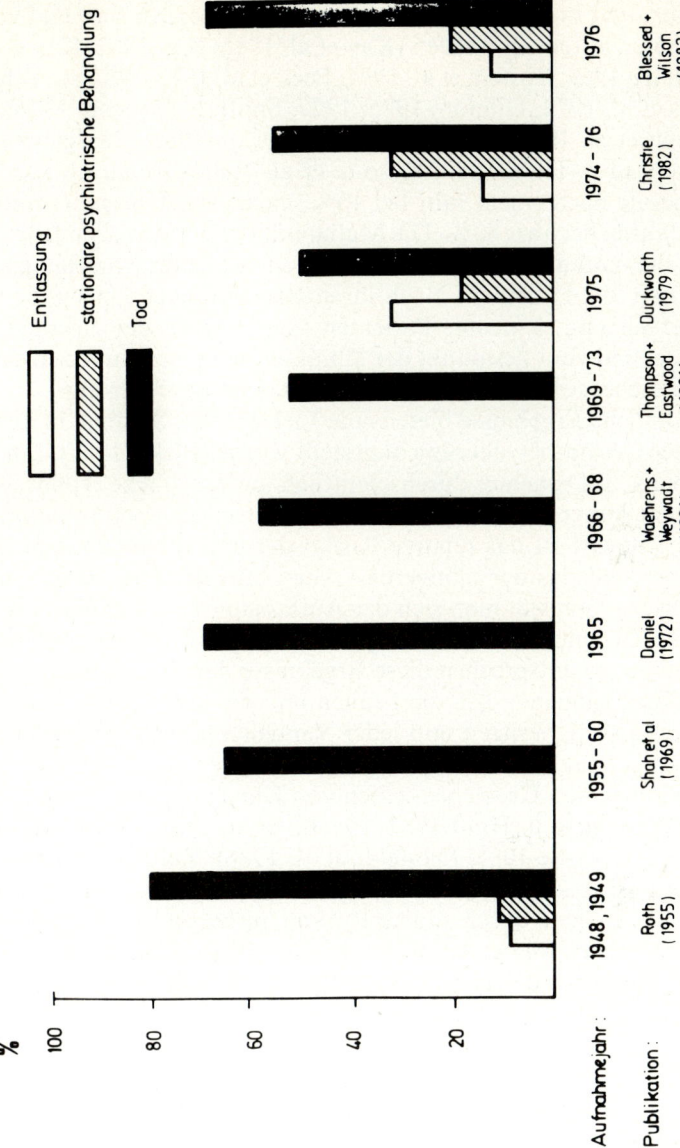

Abb. 2. Demenzen: Stationär behandelte, ältere Patienten 2 Jahre nach Aufnahme

Heimen und in der Gemeinde durchgeführt worden sind und von denen Mortalitätsraten mitgeteilt werden (Kay et al. 1956; Kay 1962; Kay u. Bergmann 1966; Goldfarb 1969; Epstein et al. 1971; Peck et al. 1973; Wang u. Whanger 1971; Varsamis et al. 1972; Gilmore 1975, 1977; Smith u. Lowther 1976; Bergmann 1977; Nielsen et al. 1977; Magnusson u. Helgason 1981; Hasegawa u. Homma 1982; Whitehead u. Hunt 1982; Katona et al. 1983). Demnach liegt der Median der Sterberate nach einem Jahr bei 40%, nach zwei Jahren bei rund 60% und nach fünf Jahren bei über 80%. Die Malignität der dementiellen Erkrankungen belegte auch die umfangreiche Untersuchung einer Genfer Forschungsgruppe (Go et al. 1978) an 982 Patienten. Nach ihren Berechnungen betrug die verbleibende Lebenserwartung dementer Patienten vom Beginn der Erkrankung an nur drei Zehntel und vom Zeitpunkt der Klinikaufnahme an nur noch ein Zehntel der üblichen Lebenserwartung in der altersgleichen Bevölkerung.

Ähnliche Ergebnisse bieten eine Vielzahl von Studien, in denen ein Vergleich mit der Gesamtbevölkerung angestellt wurde (Bickel 1987). Ihnen zufolge ist das Sterberisiko Dementer durchschnittlich um das 4fache erhöht, wobei in jüngeren Untersuchungen verschiedentlich nur noch ein doppelt so hohes Risiko berichtet wird. Zumeist ist das relative Risiko der erkrankten Frauen höher als das der Männer und das der „jüngeren" Alten ausgeprägter als das der über 75- oder 80jährigen. Schließt man sich der Auffassung von Whitehead u. Hunt (1982) an, daß die Demenzen einen zeitbegrenzten Verlauf nehmen und ursächlich zum Tode führen, so entsprechen diese Ergebnisse der Erwartung, da die jeweiligen Bezugspopulationen – d. h. die Frauen und die unter 75jährigen – eine höhere Lebenserwartung besitzen und jeder Vergleich deshalb prägnanter ausfallen muß. Tatsächlich fanden sich auch in einigen Studien keine nennenswerten Unterschiede zwischen den Überlebenszeiten von Dementen aus verschiedenen Altersgruppen (Whitehead u. Hunt 1982; Heston et al. 1981; Mölsä et al. 1984, Barclay et al. 1985; Christie 1985; Diesfeldt et al. 1986). Zudem gelang der Nachweis, daß demenzspezifische Faktoren eine Rolle spielen müssen und die erhöhte Mortalität nicht hinreichend durch andere Risiken, insbesondere durch körperliche Erkrankungen, erklärt werden kann (Jarvik et al. 1980; Vitaliano et al. 1981; Bickel 1986).

Nichtsdestoweniger ist eine Prognose im Einzelfall schwierig, denn bei einer durchschnittlichen Überlebenszeit zwischen vier und sieben Jahren, wie sie in neuerer Zeit ermittelt wurde (Mölsä et al. 1984; Barclay et al. 1985; Diesfeldt et al. 1986), besteht eine beträchtliche interindividuelle Varianz. Katona et al. (1983) fanden beispielsweise keine demographischen oder sozialen Merkmale, die mit dem Ausgang verknüpft waren. Selbst zerebrale Veränderungen, wie sie im Computertomogramm sichtbar werden, besaßen nach den Ergebnissen von Kaszniak et al. (1978) sowie Naguib u. Levy (1982) nur geringen prognostischen Wert für die Mortalität. Die genaueste Vorhersage scheint nach wie vor anhand des Ausmaßes kognitiver Beeinträchtigung, wie es sich durch Demenzskalen und neuropsychologische Tests erfassen läßt, anhand der Mobilitätseinschränkungen, der erhöhten Pflegebedürftigkeit und der Inkontinenz zu gelingen, jenen Merkmalen somit, die bereits Goldfarb (1969) als valide Indikatoren einer erhöhten Mortalität identifizieren konnte.

Der breite Raum, den die Diskussion der verbleibenden Lebenserwartung einnimmt, spiegelt den progredienten Verlauf der Demenzen und die Schwerpunkte in den vorliegenden Forschungsergebnissen wider. Die Abb. 1 und 2 weisen jedoch auch einen nicht unerheblichen Anteil an Entlassungen aus, über deren psychiatrischen Status und weiteren Verbleib die Untersuchungen keinen Aufschluß geben. Lediglich der Arbeit von Blessed u. Wilson (1982) läßt sich entnehmen, daß der bei weitem überwiegende Teil nur die Institution gewechselt hat und nun nicht mehr in einer psychiatrischen Einrichtung, sondern in einem Pflegeheim versorgt wird. Die Entlassungsraten sind somit nicht als Hinweis auf einen neuerdings günstigeren Verlauf zu interpretieren – abgesehen von der mutmaßlich verlängerten Überlebenszeit –, sie unterstreichen hingegen die wachsende Bedeutung der geschlossenen Altenhilfe für die Betreuung chronischer psychischer Alterserkrankungen.

In diesem Zusammenhang sei angemerkt, daß die bisher einzige prospektive Kontrollstudie über Versorgungseffekte (Linn et al. 1985) zum Ergebnis kam, daß per Zufall Pflegeheimen und psychiatrischen Einrichtungen zugeordnete ältere Langzeitpatienten sich in ihrem Zustand beträchtlich unterschieden: Die Pflegeheimbewohner waren in stärkerem Maße verwirrt, depressiv, uneigenständig und verhaltensbeeinträchtigt als die psychiatrischen Patienten – bei, das soll nicht unerwähnt bleiben, erheblich geringeren Kosten der Heimversorgung.

Verwirrtheitszustände

Bei den Verwirrtheitszuständen, die akut einsetzen, durch Bewußtseinstrübungen und Störungen des Gedächtnisses und der Orientierung gekennzeichnet sind sowie mit Halluzinationen oder illusionären Verkennungen einhergehen können, haben sich im Lauf der Jahre nur geringe Veränderungen ergeben.

Wie schon in der Studie von Roth (1955) dominieren sowohl nach sechs Monaten als auch nach zwei Jahren die Entlassungen und die Todesfälle. Man geht davon aus, daß bei denjenigen, die die akute Verwirrtheitsepisode überleben, die Wahrscheinlichkeit für ein vollständiges Abklingen der Symptomatik sehr hoch ist (Lipowski 1983). Da die vorliegenden Untersuchungen keine Auskunft über den psychiatrischen Status zu den beiden Zeitpunkten geben, läßt sich nicht beurteilen, ob die Beeinträchtigungen bei den Entlassenen völlig remittiert sind. Allerdings ist wiederum den Daten von Blessed u. Wilson (1982) zu entnehmen, daß die Hälfte der Überlebenden anschließend langfristig in Alten- oder Pflegeheime eingewiesen wurde. Sofern die Entlassungsraten bei nahezu 50% der Betroffenen eine Genesung suggerieren, erscheinen sie im Lichte dieser Untersuchung über den weiteren Verbleib irreführend. Da die psychiatrische Symptomatik in aller Regel jedoch extrazerebrale Ursachen hat und häufig in Verbindung mit körperlichen Erkrankungen auftritt, ist nicht zu entscheiden, zu welchen Anteilen eine Residualstörung oder aber die auslösende Krankheit für die nachfolgende Institutionalisierung verantwortlich ist.

Die bemerkenswerte Konstanz in den Ergebnissen aus den verschiedenen Studien läßt nicht auf einen zwischenzeitlichen Prognosewandel schließen. Daß das Mortalitätsrisiko nach wie vor sehr hoch ist und medizinische Fortschritte zu keiner wesentlichen Reduktion geführt haben, belegt auch eine Untersuchung von Rabins u. Folstein (1982), in der sie bei deliranten Allgemeinkrankenhauspatien-

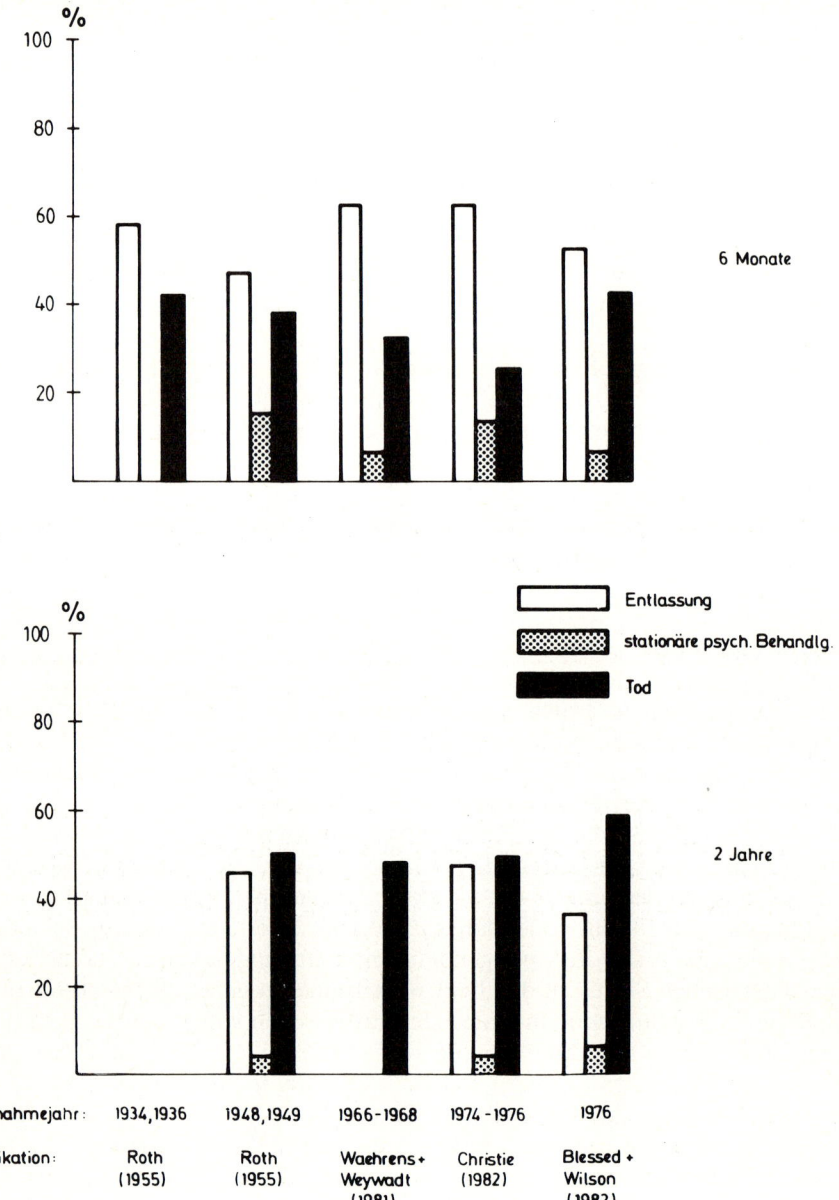

Abb. 3. Verwirrtheitszustände: Stationär behandelte, ältere Patienten 6 Monate bzw. 2 Jahre nach Aufnahme

ten Sterberaten fanden, die nahezu identisch waren mit denen, die Roth (1955) und Kay et al. (1956) aus den 50er Jahren berichteten.

Affektive Psychosen

Stellt man bei den affektiven Psychosen, die in stationäre Behandlung gelangten, den Vergleich über die letzten Jahrzehnte an, so erscheint die kurzfristige Prognose über sechs Monate entscheidend verbessert. Die Mortalitätsraten zeigen keine wesentlichen Veränderungen, doch hat sich der Anteil der Entlassungen von etwa 40% auf rund 80% verdoppelt.

Betrachtet man hingegen in der unteren Hälfte von Abb. 4 den Ausgang nach zwei Jahren, so ist diese deutliche Verbesserung nicht mehr nachweisbar. Die Mortalitäts-, Behandlungs- und Entlassungsraten aus den 70er Jahren liegen ausnahmslos im Bereich der zufälligen Streuung der Raten aus den 40er Jahren. Dieses Ergebnis legt nahe, daß mit der psychopharmakologischen Behandlung, die in den 60er Jahren möglich wurde, eine beschleunigte Entlassung bewirkt werden kann, daß aber ein beträchtlicher Anteil dieser Erkrankungen eine wiederholte stationäre Behandlung erforderlich macht.

In Anbetracht der großen Zahl depressiver Erkrankungen im höheren Lebensalter ist es erstaunlich, wie wenige Verlaufsuntersuchungen durchgeführt wurden. Diejenigen, die trotz verschiedenartiger Stichprobenzusammensetzung und unterschiedlich langer Beobachtungsintervalle am ehesten miteinander vergleichbar sind, sind in Tabelle 1 dargestellt.

Schließt man, wie in Tabelle 1 geschehen, die in der Folgezeit verstorbenen oder an einer Demenz erkrankten Patienten aus, nahm die Depression im Durchschnitt der vier Untersuchungen bei rund einem Drittel einen chronischen Verlauf, bei etwa einem Viertel handelte es sich um eine rezidivierende Störung und bei mehr als einem Drittel kam es zu einer vollständigen Remission. Ähnliche Resultate ermittelte Ciompi (1973) bei den überlebenden Älteren, die früher in ihrem Leben stationär wegen einer Depression behandelt worden waren: Je ein Drittel war chronisch erkrankt, zeigte einen rezidivierenden Verlauf oder war symptomfrei. Auch in einer Studie von Angst u. Frey (1977) fanden sich Vollremissionen

Tabelle 1. Verlauf behandelter depressiver Erkrankungen im höheren Lebensalter

Verlauf	Kay et al. (1957) Durchschnittlich 20,5 Monate $n=175$ %	Post (1972) 6 Jahre $n=81$ %	3 Jahre $n=92$ %	Murphy (1983) 1 Jahr $n=124$ %
Chronische Erkrankungen	34	41	37	35
Rezidiv	21	28	37	23
Remission	45	31	26	42
	100	100	100	100

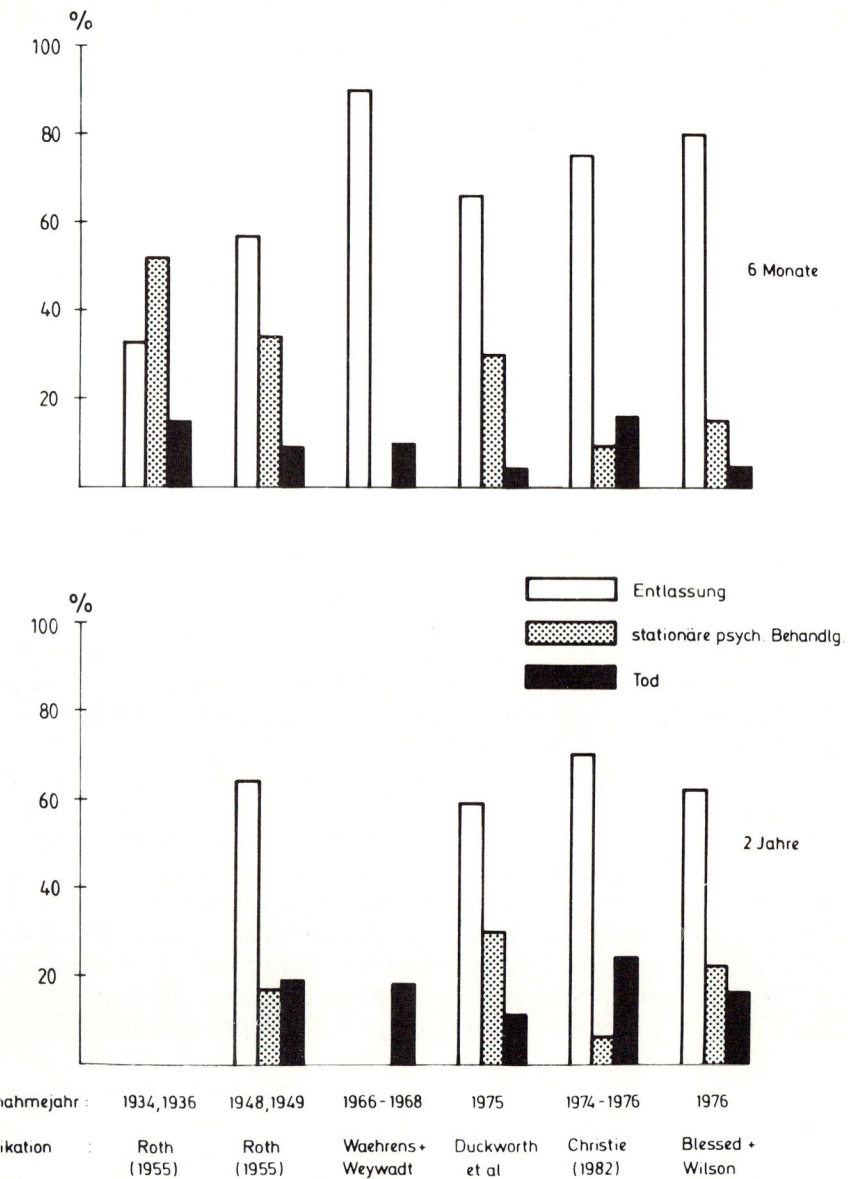

Abb. 4. Affektive Psychosen: stationär behandelte, ältere Patienten 6 Monate bzw. 2 Jahre nach Aufnahme

im höheren Alter eher seltener – und zwar ebenfalls nur bei etwa einem Drittel der Patienten.

Depressionen, die bereits früher im Leben beginnen und im Alter erneut auftreten und solche, die sich erstmals im Alter manifestieren, scheinen, wie Kay et al. (1957) ermittelten, in ihrem Ausgang sehr ähnlich zu sein. Zum gleichen Ergebnis gelangten Angst u. Frey (1977), die mehr Gemeinsamkeiten als Unterschiede zwischen früh- und spätdepressiven Erkrankungen fanden.

In den Untersuchungen von Kay et al. (1957), Post (1972) und Ciompi (1973) zeigte sich ferner, daß aus schweren depressiven Störungen nicht gehäuft eine dementielle Erkrankung hervorging. Die Inzidenzraten für hirnorganische Psychosyndrome wichen während der Beobachtungsintervalle nicht von den anhand epidemiologischer Methoden für die entsprechende Altenbevölkerung geschätzten Raten ab.

In einer zusammenfassenden Beurteilung kommt Post (1982) zu demselben Schluß, den auch Abb. 4 vermittelte, daß sich die Prognose bei Depressionen im höheren Lebensalter nicht grundlegend verbessert habe. Zwar mache die Pharmakotherapie eine stationäre Aufnahme in vielen Fällen nicht mehr erforderlich und anderenfalls eine baldige Entlassung wahrscheinlicher, doch führten depressive Erkrankungen nach wie vor bei einem Großteil der Patienten zur Notwendigkeit langfristiger Versorgung und Beaufsichtigung.

Insbesondere sind, wie Murphy (1983) in ihrer Studie feststellt, höheres Alter, chronische körperliche Erkrankungen, längere Dauer und größerer Schweregrad der depressiven Störung mit einem ungünstigeren Ausgang verbunden. Enttäuschenderweise ließ sich kein förderlicher Effekt sozialer Unterstützung nachweisen. Weder das Vorhandensein eines Ehepartners noch das gemeinsame Wohnen mit Angehörigen noch eine vom Patienten selbst als sehr vertrauensvoll empfundene Beziehung zu anderen Personen ging mit einer besseren Prognose einher.

Paranoide Psychosen

Bei keiner der von Roth (1955) verwendeten diagnostischen Kategorien ist der Kontrast zwischen früherem und jetzigem Schicksal der Patienten so augenfällig wie bei den paranoiden Erkrankungen des höheren Lebensalters (Abb. 5).

Verglichen mit den 30er und den 40er Jahren, während derer es in aller Regel zu einer Langzeithospitalisierung kam, verbleibt nur noch ein verschwindend geringer Prozentsatz langfristig in stationärer Behandlung. Das Verhältnis zwischen dem Anteil Entlassener zum Anteil der Langzeitpatienten hat sich umgekehrt. Wie Christie (1982) errechnete, nahmen paranoide Erkrankungen nach Ablauf von sechs Monaten im Vergleich mit den Rothschen Resultaten nur noch 10% der psychiatrischen Betten ein; zwei Jahre nach Erstaufnahme lag der Bettenbedarf mit 15% des ursprünglichen Bedarfs nur geringfügig höher. Dieser gravierende Unterschied scheint sowohl ein Erfolg der Pharmakotherapie als auch der verbesserten komplementären Einrichtungen zu sein.

Post (1982) konstatiert, daß vor Einführung der Phenotiazintherapie keine Remissionen aufgetreten seien. Inzwischen könne man bei einem Drittel der Patienten Symptomfreiheit erzielen, bei etwas mehr als einem Drittel komme es zu

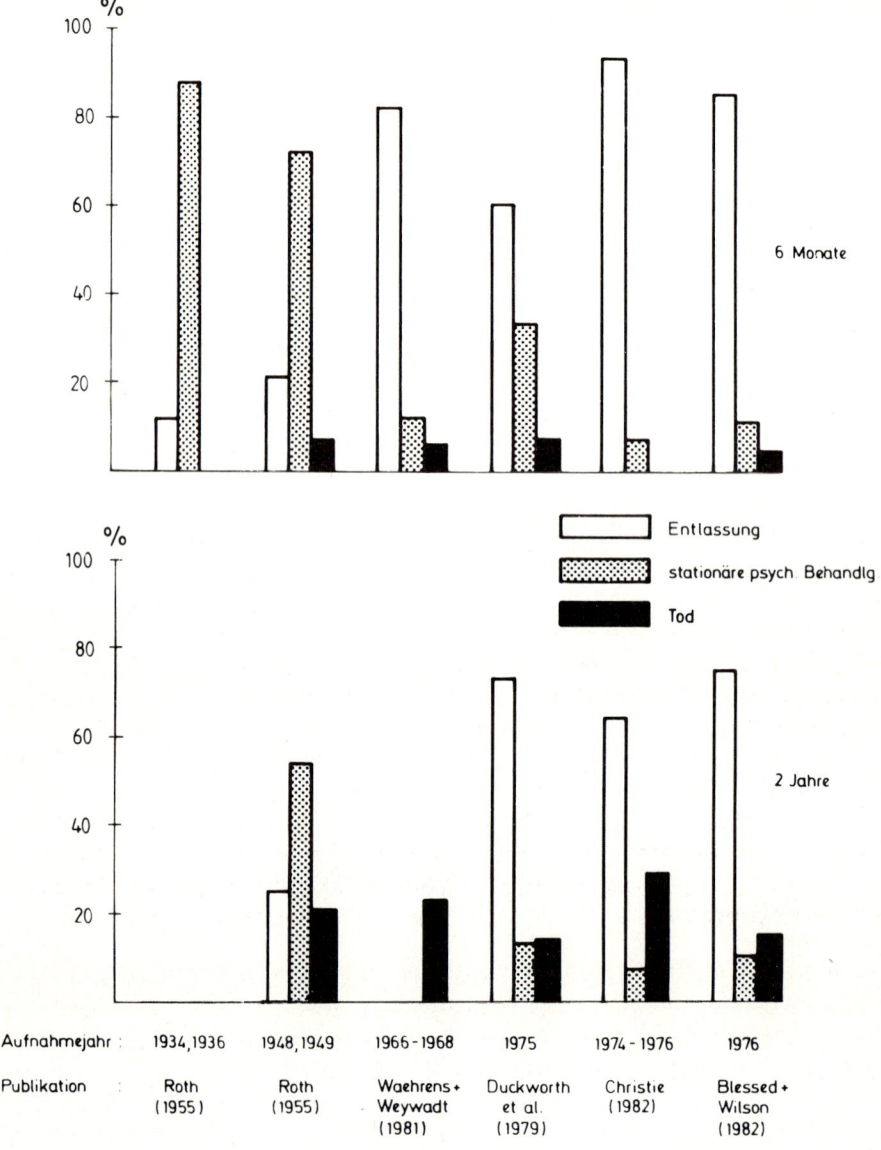

Abb. 5. Paranoide Psychosen: stationär behandelte, ältere Patienten 6 Monate bzw. 2 Jahre nach Aufnahme

gelegentlicher Wiederkehr paranoider Symptome und lediglich bei einem Viertel sei trotz einer anfänglichen Besserung keine anhaltende Milderung der psychischen Beeinträchtigung zu erwarten. Soweit es anhand der relativ kleinen Stichproben festgestellt werden konnte, waren jüngeres Alter und eine kürzere Dauer der Störung mit einem günstigeren Ausgang verbunden.

Diskussion

Allen Folgerungen aus dem vorliegenden Vergleich sind enge Grenzen gesetzt. Inwieweit sich die Prognose für psychogeriatrische Erkrankungen verbessert hat und ob in den feststellbaren zeitbezogenen Unterschieden in Verlauf und Ausgang die unzweifelhaften Fortschritte in der Behandlung und Versorgung zum Ausdruck kommen, kann unter dem eingeschränkten Blickwinkel dieser Gegenüberstellung nicht eindeutig entschieden werden.

Die Untersuchung von Roth (1955) leistete ursprünglich einen wertvollen Beitrag zur Klassifikation psychischer Alterserkrankungen. Sie stützte sich auf einfache, objektive Indikatoren und bot damit eine tragfähige Grundlage für Replikationen. In den späteren Studien standen hingegen nicht die Verlaufsunterschiede zwischen den diagnostischen Kategorien im Mittelpunkt, sondern die Verlaufsunterschiede innerhalb derselben Kategorien, wobei die Rothschen Ergebnisse als Vergleichsmaßstab dienten. Abweichungen von diesem Maßstab wurden in erster Linie als zeitabhängige Veränderungen im Krankheitsverlauf interpretiert.

Eine solche Interpretation läßt jedoch, ungeachtet der mangelhaften Kontrolle von demographischen und sozialen Stichprobencharakteristika, wesentliche Kontextmerkmale außer acht und bringt die Gefahr von Fehlschlüssen mit sich, denn die Abweichungen spiegeln nicht nur die vermeintlichen Veränderungen im Krankheitsverlauf wider, sondern auch die Veränderungen in der Aufnahme- und Entlassungspolitik der psychiatrischen Einrichtungen. Der in vielen Ländern nachweisbare Wandel in den Aufnahme- und Bestandsraten älterer Patienten (Shulman u. Arie 1978; Jaeger 1987) wirkt auf die Zusammensetzung der Stichproben ein und nimmt, wenn man die Indikatoren Entlassung und Verbleib heranzieht, Einfluß auf die Ergebnisse zum Verlauf. Zugleich ist in den letzten Jahren das enorme Ausmaß von nicht fachärztlich behandelten psychogeriatrischen Erkrankungen immer deutlicher geworden (Cooper 1984), welches jede Generalisierung von den hospitalisierten Patienten auf die Gesamtmorbidität fragwürdig erscheinen läßt.

Deshalb sind Kriterien für den Verlauf und den Ausgang psychischer Alterserkrankungen erforderlich, die unabhängig vom Versorgungsangebot und von der Inanspruchnahme bleiben. Insbesondere bedarf es der Ergänzung der Behandlungsdaten durch Informationen, die nur im direkten Kontakt zu den Betroffenen und ihren Angehörigen oder Betreuern ermittelt werden können und Auskunft über den psychischen und körperlichen Zustand, die soziale Situation, die Behinderungen im alltäglichen Leben und die Versorgungsbedürfnisse geben. Eine verläßliche Basis für künftige Vergleiche werden nur systematische Studien unter Verwendung standardisierter Methoden bieten können, die eine Bereinigung der Daten von kontaminierenden Faktoren erlauben. Wo indessen bereits Ergebnisse von verschiedenen Datenebenen vorliegen und sich die Hinweise auf Veränderungen verdichten, wie bei der möglicherweise verlängerten Lebenserwartung dementer Patienten (Christie 1985) oder psychiatrischer Patienten insgesamt (Craig u. Lin 1981), bergen sie beträchtliche Konsequenzen für eine zeitgerechte Anpassung des Versorgungssystems.

Literatur

Angst J, Frey R (1977) Die Prognose endogener Depressionen jenseits des 40. Lebensjahres. Nervenarzt 84:571–574

Barclay LL, Zemcov A, Blass JP, McDowell FH (1985) Factors associated with duration of survival in Alzheimer's disease. Biol Psychiatry 20:86–93

Berg L, Hughes CP, Coben LA, Danziger WL, Martin RL, Knesevich J (1982) Mild senile dementia of Alzheimer type: research diagnostic criteria, recruitment, and description of a study population. J Neurol Neurosurg Psychiatry 45:962–968

Bergmann K (1977) Prognosis in chronic brain failure. Age and Ageing 6 (Suppl):61–66

Bergmann K, Kay DWK, Foster EM, McKechnie AA, Roth M (1971) A follow-up study of randomly selected community residents to assess the effects of chronic brain syndrome and cerebrovascular disease. Psychiatry II. Proceedings of the V. World Congress of Psychiatry, Mexico. Exzerpta Medica, Amsterdam, pp 856–865

Bickel H (1987) Psychiatric illness and mortality among the elderly: Findings of an epidemiological study. In: Cooper B (ed) Psychiatric epidemiology: progress and prospects. Croom Helm, London, pp 192–211

Blessed G, Wilson ID (1982) The contemporary natural history of mental disorder in old age. Br J Psychiatry 141:59–67

Christie AB (1982) Changing patterns in mental illness in the elderly. Br J Psychiatry 140:154–159

Christie AB (1985) Survival in dementia: a review. In: Arie T (ed) Recent advances in psychogeriatrics 1. Churchill Livingstone, Edinburgh, pp 33–43

Christie AB, Train JD (1984) Change in pattern of care for the demented. Br J Psychiatry 144:9–15

Ciompi L (1973) Allgemeine Depressionsprobleme im Lichte von Verlaufsforschungen bis ins Alter. Z Gerontol 6:400–408

Cooper B (1984) Home and away: the disposition of mentally ill old people in an urban population. Soc Psychiatry 19:187–196

Craig TJ, Lin SP (1981) mortality among psychiatric inpatients. Age-adjusted comparison of populations before and after psychotropic drug era. Arch Gen Psychiatry 38:935–938

Daniel R (1972) A five-year study of 693 psychogeriatric admissions in Queensland. Geriatrics 27:132–158

Diesfeldt HFA, van Houte LR, Moerkens RM (1986) Duration of survival in senile dementia. Acta Psychiatr Scand 73:366–371

Duckworth GS, Kedward HB, Bailey WF (1979) Prognosis of mental illness in old age. A four year follow-up study. Can J Psychiatry 24:674–682

Epstein LJ, Robinson BC, Simon A (1971) Predictors of survival in geriatric mental illness during the eleven years after initial hospital admission. J Am Geriatrics Soc 19:913–922

Giel R, Brook FG, ten Horn GHMM (1984) Patterns of mental health care for the elderly. A cohort study in a Dutch register area. Arch Psychiatr Neurol Sci 234:166–171

Gilmore AJJ (1975) Some characteristics of non-surviving subjects in a three-year longitudinal study of elderly people living at home. Geront Clin 17:72–79

Gilmore A (1977) Brain failure at home. Age and Ageing 6 (Suppl):56–60

Go RCP, Todorov AB, Elston RC, Constantinidis J (1978) The malignancy of dementias. Ann Neurol 3:559–561

Goldfarb A (1969) Predicting mortality in the institutionalized aged. A seven-year follow-up. Arch Gen Psychiatry 21:172–176

Häfner H (1986) Psychische Gesundheit im Alter. Fischer, Stuttgart

Hagnell O, Lanke J, Rorsman B, Öjesjö L (1981) Does the incidence of age psychosis decrease? Neuropsychobiology 7:201–211

Hasegawa K, Homma A (1982) A gerontopsychiatric five years follow-up study on age-related dementia. XII. Int Congress of Gerontology, Hamburg, 1981. Abstracts 2:39

Henderson AS (1986) The epidemiology of Alzheimer's disease. Br Med Bull 42:3–10

Henderson AS, Huppert FA (1984) The problem of mild dementia. Psychol Med 14:5–11

Heston LL, Mastri AR, Anderson VE, White J (1981) Dementia of the Alzheimer type. Clinical genetics, natural history, and associated conditions. Arch Gen Psychiatry 38:1085–1090

Huppert FA, Tym E (1986) Clinical and neuropsychological assessment of dementia. Br Med Bull 42:11–18

Jaeger J (1987) Trends in der stationären gerontopsychiatrischen Versorgung in der Bundesrepublik Deutschland. Z Gerontol 20:187–194

Jarvik LF, Ruth V, Matsuyama SS (1980) Organic brain syndrome and aging. A six-year follow-up of surviving twins. Arch Gen Psychiatry 37:280–286

Kaszniak AW, Fox J, Gandell DL, Garron DC, Huckman MS, Ramsey RG (1978) Predictors of mortality in presenile and senile dementia. Ann Neurol 3:246–252

Katona CLE, Lowe D, Jack RL (1983) Prediction of outcome in psychogeriatric patients. Acta Psychiatr Scand 67:297–306

Kay DWK (1962) Outcome and cause of death in mental disorders of old age: a long-term follow-up of functional and organic psychoses. Acta Psychiatr Scand 38:249–276

Kay DWK, Bergmann K (1966) Physical disability and mental health in old age. A follow-up of a random sample of elderly people seen at home. J Psychosomatic Res 10:3–12

Kay DWK, Norris V, Post F (1956) Prognosis in psychiatric disorders of the elderly. An attempt to define indicators of early death and early recovery. J Ment Sci 102:129–140

Kral VA (1962) Senescent forgetfulness: Benign and malignant. J Can Med Assoc 86:257–260

Linn MW, Gurel L, Williford WO, Overall J, Gurland B, Laughlin P, Barchiesi A (1985) Nursing home care as an alternative to psychiatric hospitalization. Arch Gen Psychiatry 42:544–551

Lipowski ZJ (1983) Transient cognitive disorders (delirium, acute confusional states) in the elderly. Am J Psychiatry 140:1426–1436

Magnusson H, Helgason T (1981) Epidemiology of mental disorders in the aged in Iceland. In: Magnussen G, Nielsen J, Buch J (eds) Epidemiology and prevention of mental illness in old age. EGV, Hellerup, pp 29–33

Mölsä PK, Marttila RJ, Rinne UK (1984) Mortality of patients with dementia. Acta Neurol Scand 69, Suppl 98:230–231

Murphy E (1983) The prognosis of depression in old age. Br J Psychiatry 142:111–119

Naguib M, Levy R (1982) Prediction of outcome in senile dementia. A computed tomography study. Br J Psychiatry 140:263–267

Nielsen J, Homma A, Biörn-Henriksen T (1977) Follow-up 15 years after a geronto-psychiatric prevalence study. J Gerontol 32:554–561

Peck A, Wolloch L, Rodstein M (1973) Mortality of the aged with chronic brain syndrome. J Am Geriatrics Soc 21:264–270

Post F (1972) The management and nature of depressive illnesses in late life: a follow-through study. Br J Psychiatry 121:393–404

Post F (1982) Functional disorder II. Treatment and its relationship to causation and outcome. In: Levy R, Post F (eds) The psychiatry of late life. Blackwell, Oxford, pp 197–221

Rabins PV, Folstein MF (1982) Delirium and dementia: diagnostic criteria and fatality rates. Brit J Psychiatry 140:149–153

Rorsman B, Hagnell O, Lanke J (1985) Mortality and age psychosis in the Lundby study: death risk of senile and multi-infarct dementia. Changes over time in a prospective study of a total population followed over 25 or 15 years. Neuropsychobiology 14:13–16

Roth M (1955) The natural history of mental disorder in old age. J Ment Sci 11:281–301

Royal College of Physicians (1981) Organic mental impairment in the elderly. Implications for research, education and the provision of services. J R Coll Physicians Lond 15:141–167

Shah KV, Banks GD, Merskey H (1969) Survival in atherosclerotic and senile dementia. Br J Psychiatry 115:1283–1286

Shulman K, Arie T (1978) Fall in admission rate of old people to psychiatric units. Br Med J 1:156–158

Smith RG, Lowther CP (1976) Follow-up study of two hundred admissions to a residential home. Age and Ageing 5:176–180

Thompson EG, Eastwood MR (1981) Survivorship and senile dementia. Age and Ageing 10:29–32

Varsamis J, Zuchowski T, Maini KK (1972) Survival rates and causes of death in geriatric psychiatric patients. Canad Psychiatry Ass J 17:17–22

Vitaliano PP, Peck A, Johnson DA, Prinz PN, Eisdorfer C (1981) Dementia and other competing risks for mortality in the institutionalized aged. J Am Geriatrics Soc 29:513–519

Waehrens J, Weywadt B (1981) Prognosen for förstegangsindlagte gerontopsykiatriske patienter. En efterundersögelse med sigte pa at belyse overlevetider. In: Magnussen G, Nielsen J, Buch J (eds) Epidemiology and prevention of mental illness in old age. EGV, Hellerup, pp 81–83

Wang JA, Whanger A (1971) Brain impairment and longevity. In: Palmore E, Jeffers FL (eds) Prediction of life span. Heath, Lexington MA, pp 95–105

Whitehead A, Hunt A (1982) Elderly psychiatric patients: a five-year prospective study. Psychol Med 12:149–157

Der Verlauf schizophrener und depressiver Syndrome unter Pharmakotherapie

H. Heimann

Die Erwartung, daß Neuroleptika akute schizophrene Syndrome zum Verschwinden bringen und daß trizyklische Antidepressiva dieselbe Wirkung bei depressiven Syndromen entfalten, ist heute eine Selbstverständlichkeit. Diese Erwartung ist durch zahlreiche plazebokontrollierte Doppelblindstudien wissenschaftlich begründet. Die Einführung dieser Medikamente in die psychiatrische Therapie hat nicht nur das therapeutische Klima in den psychiatrischen Institutionen grundlegend verändert, sondern auch die Aufenthaltsdauer psychiatrischer Patienten in Kliniken drastisch verkürzt. Früher hospitalisierungsbedürftigen Kranken wird die Klinikunterbringung erspart oder die kumulative Aufenthaltsdauer in klinischen Institutionen zeit ihres Lebens dramatisch reduziert. Wer wie ich akute und chronische Krankheitsverläufe vor der Einführung der Neuroleptika und Thymoleptika im täglichen Umgang mit Patienten erlebt hat, wundert sich immer wieder, daß in Diskussionen und sogar in wissenschaftlichen Publikationen über Therapiemaßnahmen diese Fakten in Frage gestellt werden. Sie sind vielleicht bereits so selbstsverständlich, daß der Verlauf akuter psychiatrischer Sndrome unter moderner psychopharmakologischer Behandlung in der Öffentlichkeit für den Spontanverlauf gehalten wird?

Abgesehen von den zum Teil kontrovers diskutierten Wirkungsmechanismen dieser Medikamente auf neurobiologischer Ebene bleiben für den Kliniker natürlich auch heute viele Fragen offen. Ich erwähne nur das ungelöste Problem der differentiellen Anwendung verschiedener, pharmakologisch unterschiedlicher Präparate, für deren spezifische Indikation bisher keine klinischen Prädiktoren gefunden wurden. Noch problematischer bleibt die Vorhersage der Unwirksamkeit trizyklischer Antidepressiva bei 30–40% der heute in Kliniken behandelten depressiven Syndrome. Auch für diese Patienten fehlen uns zuverlässige Prädiktoren. Schließlich fehlen uns Kriterien für eine exakte Vorhersage, welche schizophrenen oder depressiven Patienten nach erfolgreicher Behandlung der Erstmanifestation ihrer Erkrankung später chronifizieren. Für unipolare depressive Syndrome sind dies immerhin ca. 15% (Weisman u. Klerman 1977). Angst (1980) fand Chronifizierung mit dem Kriterium einer Phasendauer von über 24 Monaten bei unipolardepressiven in 17%, bei bipolardepressiven in 13,7% und bei schizoaffektiven Patienten in 12%. Bei Schizophrenen kommt es nach den bekannten langfristigen Katamnesen in 20 bis 30% zu chronischen psychotischen Zuständen.

Diese Befunde legen uns 3 aktuelle Fragen nahe, nämlich:

1. Beeinflußt die Psychopharmakotherapie nicht nur die akuten Krankheitserscheinungen, sondern auch die Verlaufsdynamik schizophrener und depressiver Syndrome?
2. Läßt sich, falls eine solche Verlaufsbeeinflussung nachweisbar ist, eine direkte pharmakodynamische Wirkung von indirekten sozialtherapeutischen Wirkungen trennen, die erst durch die Deinstitutionalisierung der psychiatrischen Behandlungen möglich wurden?
3. Welche Fragen der Rückfallprophylaxe und Verlaufsbeeinflussung sollten durch prospektive Studien geklärt werden?

Ich werde mich im folgenden als Kliniker zu diesen drei Fragen äußern, auch auf die Gefahr hin, Bekanntes zu wiederholen. Zunächst ist auf die zahlreichen methodischen Probleme hinzuweisen, die durch diese drei Fragen aufgeworfen und hier nicht im einzelnen diskutiert werden können: Was heißt eigentlich heute Spontanverlauf, und wie kann er für die schizophrenen und depressiven Syndrome zuverlässig bestimmt werden? Betrachtet man z. B. die bekannten langfristigen Katamnesen, ergeben sich entgegen den Vorstellungen Kraepelins nur geringfügige Unterschiede hinsichtlich der Chronifizierung zwischen affektiven und schizophrenen Psychosen. Schizophrene Verläufe zeigen jedoch einen *Verlaufspolymorphismus,* der generalisierbare Aussagen über eine pharmakologische Beeinflussung der Verlaufsdynamik erschwert. Ich möchte dazu nur auf die Verlaufstypen von C. Müller (1981) verweisen. Affektive Psychosen sind dagegen durch ihren *periodischen Verlauf* charakterisiert, der, wie die Studien von Angst (1980), Perris (1968), Goodwin u. Jamison (1984) und anderen Autoren zeigen, eine quantitative Erfassung der Verlaufsdynamik gestattet.

Sind aber, so müssen wir heute fragen, Vergleiche zwischen langfristigen Katamnesen von hospitalisierten Patienten der vorpsychopharmakologischen Ära mit solchen nach Einführung der Psychopharmaka methodisch überhaupt zulässig, und was können sie bestenfalls aussagen? Die Lebensbedingungen nicht nur der Patienten in den psychiatrischen Institutionen von damals, sondern auch der gesamten Bevölkerung unterscheiden sich bekanntlich erheblich von den Verhältnissen seit den 50er Jahren. Die wirtschaftliche Abhängigkeit des Patienten von seiner Familie war z. B. früher ungleich größer als heute, mit allen Implikationen für Einflüsse des familiären Klimas, wie sie für die schizophrenen *und* depressiven Patienten nach den Studien von Leff u. Vaughn (1980) von Bedeutung sind. Dennoch sind wir genötigt, zur Beantwortung der ersten Frage Vergleiche zwischen Verläufen vor und nach Einführung der Psychopharmaka zu ziehen, weil prospektive Studien ohne psychopharmakologische Behandlung heute ethisch nicht mehr vertretbar sind.

Beginnen wir mit den *unipolaren, bipolaren* und *schizoaffektiven Psychosen.* Hier scheint auf den ersten Blick die Frage nach einer Beeinflussung des Krankheitsverlaufes positiv beantwortbar zu sein. Lithium führt bekanntlich zu einer Unterdrückung des phasischen Verlaufs. Angst (1980) hat zudem eine direkte pharmakologische Wirkung, nämlich eine Zyklusverlängerung nachgewiesen. Dennoch bleibt meines Erachtens die Frage offen, ob Lithium *auf lange Sicht die Verlaufsdynamik verändert.* Dies scheint nicht der Fall zu sein, denn das Absetzen der Lithiumbehandlung nach mehrjähriger Applikation führt in der Regel zu Rückfällen. Auch im Alter nach 60 Jahren bleibt die Erkrankung aktiv, wie Angst (1980) an seiner Stichprobe gezeigt hat. Nach den Lausanner Katamnesen beurteilt C. Müller (1981) den Einfluß des Alters auf unipolare und bipolare affektive Psychosen weniger bedeutsam als auf die Schizophrenie. Es erscheint somit fraglich, ob über phasenprophylaktische Wirkung hinaus die Verlaufsdynamik affektiver Psychosen beeinflußt wird. Das gilt auch für die Langzeitbehandlung mit trizyklischen Antidepressiva.

Wehr u. Goodwin (1979) haben sogar Fälle mitgeteilt, bei welchen die Dauerbehandlung mit trizyklischen Antidepressiva zu einer Verkürzung der Zyklusdauer, also einem "rapid cycling" führte. Diese Fälle dürfen meines Erachtens jedoch nicht generalisiert werden. Goowin u. Jamison (1984) haben selbst für den Spontanverlauf bipolarer affektiver Störungen sogenannte Bursts oder Cluster von Phasen nachgewiesen, d. h. plötzliche Phasenhäufungen, die nachher wieder von deutlich längeren Zyklen gefolgt sind. Wir müssen demnach auch eine unsystematische Zyklusvariabilität im nicht medikamentös beeinflußten Verlauf berücksichtigen, wenn auch nur bei einzelnen Fällen, die bei der statistischen Berechnung der Zyklusdauer mit intraindividuellen Mittelwerten in großen Gruppen verschwinden. Eine Verschlechterung der Verlaufsdynamik durch die Behandlung bipolarer Depressionen mit trizyklischen Anidepressiva erscheint mir deshalb vorläufig nicht wahrscheinlich. Bei den Fällen von Wehr u. Goodwin (1979) kann es sich um eine besondere Untergruppe von manisch-depressiven Patienten handeln, denn bei der Häufigkeit der Anwendung von Trizyklika bei bipolaren Depressionen müßte sonst eine solche Tendenz zum "rapid cycling" wesentlich häufiger in Erscheinung treten.

Während die phasenprophylaktische Wirkung von Lithium gesichert ist, sind die Resultate einer Dauerbehandlung mit den Antidepressiva Imipramin, Amitriptylin und Maprotilin bei unipolaren Depressionen widersprüchlich. Bisher nicht definitiv geklärt ist auch die prophylaktische Wirkung des Carbamazepins bei bipolaren affektiven Psychosen. Beide Probleme werden zur Zeit in prospektiven Studien überprüft und sollten dringend geklärt werden.

Der Vorrang direkter pharmakotherapeutischer und phasenprophylaktischer Wirkungen auf depressive Syndrome bei affektiven Psychosen einschließlich der schizoaffektiven ist heute unbestritten. Offen ist allein die Frage, ob bei schizoaffektiven Psychosen die neuroleptische Dauerbehandlung ebenbürtig ist. Der zyklische Verlauf, die, statistisch gesehen, lebenslange Aktivität des Krankheitsprozesses und die körpernahe, mit dem vegetativen System eng verbundene Symptomatik lenkten die Aufmerksamkeit der Forscher vor allem auf die Neurobiologie dieser Syndrome und auf ihre pharmakologische Beeinflussung. In neuerer Zeit sind aber Erfolge der kognitiven Verhaltenstherapie bei unipolaren depressiven Syndromen erzielt worden, die den in der zweiten Frage angesprochenen Problemkreis auch für die affektiven Störungen im weitesten Sinne aufwerfen, d. h. ob nicht auch Verlaufsänderungen durch geeignete psychotherapeutische Interventionen erzielt werden können, eine Frage, die m. E. noch völlig ungeklärt ist. Vor allem das Problem der *Chronifizierung depressiver Syndrome* muß auch unter dem Aspekt der Interaktion mit belastenden Lebensbedingungen, insbesondere mit der Familienatmosphäre und mit den wichtigsten Bezugspersonen gesehen werden, wie eine Studie von Leff u. Vaughn (1980) nachweist. Unipolar Depressive sind heute wegen der Effizienz der antidepressiven Behandlung häufiger und länger in direktem Kontakt mit ihren nächsten Angehörigen und die depressive Verarbeitung der psychosozialen Lebensbedingungen erhalten ein größeres Gewicht. Für prospektive Studien ist deshalb gerade diese Interaktion der psychopharmakologischen Langzeitbehandlung mit einer gezielten psychotherapeutischen Bearbeitung der Partner- und Familienkonflikte eine dringende Aufgabe.

Nun zur *Schizophrenie:* Eine Beantwortung unserer ersten Frage nach einer Beeinflussung der Verlaufsdynamik ist wegen der polymorphen Verlaufsgestalt schizophrener Psychosen wesentlich schwieriger. M. Bleuler (1972) ist aufgrund seiner exemplarischen Katamnesenstudie in dieser Hinsicht sehr vorsichtig. Die aktive, moderne Schizophreniebehandlung seit der Einführung der Neuroleptika läßt sog. „Katastrophenschizophrenien", d.h. Krankheitsverläufe mit akutem Beginn und direktem Übergang in schwere chronische schizophrene Zustände, nicht mehr in Erscheinung treten, jedoch haben sich nach seiner Meinung langdauernde Heilungen unter Neuroleptikabehandlung nicht vermehrt.

Huber et al. (1979) haben durch den katamnestischen Vergleich von Patienten vor und nach Einführung der Neuroleptika eine positive Wirkung der *stationären pharmakologischen Frühbehandlung* auf die Langzeitprognose festgestellt. Zwischen den initial unbehandelten und den initial behandelten Patienten ist das Verhältnis der Vollremissionen 1:2 zugunsten der behandelten Patienten. Die charakteristischen Residualzustände bei primär neuroleptisch Behandelten sind signifikant seltener als bei unbehandelten. Betrachtet man jedoch die Häufigkeit der *uncharakteristischen Residualsyndrome,* d.h. der psychischen Syndrome des reinen Potentialverlusts mit unspezifischem Charakter, besteht kein Unterschied. Sie betrugen in beiden Gruppen ca. 44%. Nach Huber (1967) kam es demnach durch die Einführung der Neuroleptikabehandlung zu einem *Syndromwandel,* bei dem die früher häufigeren, von ihm „schizophrene Defektpsychosen" genannten chronischen psychotischen Zustände seltener werden, während die *gemischten Residuen,* d.h. Patienten mit Potentialverlust und noch feststellbaren schizophrenietypischen Symptomen, zunehmen. Dadurch sei auch eine bessere Rehabilitationsmöglichkeit gegeben. Allerdings zeigt Huber (1967) auch, daß die Ablösung schizophrenietypischer Bilder im Langzeitverlauf durch weniger charakteristische Syndrome auch unabhängig von der neuroleptischen Behandlung beobachtet wird, jedoch seltener vorkommt.

Der Vergleich der Behandlungsverläufe schizophrener Psychosen vor und nach Einführung der Neuroleptika fällt bei vielen Untersuchern ähnlich positiv aus. Erwähnt seien Kay u. Lindelius (1973), die Patienten aus den Jahren 1900–1910 mit solchen der Jahre 1961–1965 verglichen. Nicht nur ist die Hospitalisationsdauer bekanntlich durch die Neuroleptikabehandlung wesentlich verkürzt worden, sondern es hat sich auch die Heilungsquote des Erstaufenthaltes verdreifacht. Allerdings, und das mag nachdenklich stimmen, hat sich die Rückfallquote nicht verändert. Zu ähnlichen Ergebnissen bezüglich der stationären Behandlungsdauer sind zahlreiche andere Autoren gekommen, ich erwähnte nur Achté (1961), Müller et al. (1967) und Strömgren (1973).

Da wir bei schizophrenen Krankheitsverläufen einen ausgesprochenen Polymorphismus feststellen und keine eindeutige quantifizierbare Periodizität wie bei den affektiven Psychosen, ist der Nachweis einer psychopharmakologischen Beeinflussung des langfristigen Verlaufs wesentlich schwieriger. Nach C. Müller (1981, S. 57) ist der Verlauf der Schizophrenie bis zuletzt „so offen wie das Leben selbst und wie dieses unterliegt sie offensichtlich einer Vielzahl von Einflüssen, unter denen nur ganz wenige als einigermaßen konstant und grundlegend erkennbar sind". Huber (1967) meint, ein Nachweis des Einflusses von Neuroleptika auf die eigentliche Verlaufsdynamik sei bisher nicht einwandfrei gelungen. Nach meiner Auffassung steht hier die zweite Frage im Vordergrund, nämlich die Frage nach der indirekten Wirkung der Neuroleptika durch eine Veränderung der Behandlungssituation und die Ermöglichung intensiver sozialtherapeutischer Maßnahmen. Die neuroleptische Behandlung hat sekundär zu völlig veränderten Behandlungsbedingungen des Schizophrenen geführt, selbst wenn man zugeben muß, daß schon vor ihrer Einführung an verschiedenen Orten Behandlungstendenzen sozial rehabilitativer und psychotherapeutischer Art in die gleiche Richtung gingen, die allerdings nie eine entsprechende quantitative Bedeutung hatten.

In diesem Zusammenhang liegt zur Frage der Deinstitutionalisierung, d. h. zu der These, die psychiatrischen klassischen Behandlungsbedingungen in den Großkrankenhäusern hätten die negativen Verlaufscharakteristiken der Schizophrenie bewirkt, heute eine interessante Übersichtsarbeit von Gmür (1986) vor. Diese kritische Übersicht über Studien, die moderne, dezentralisierte, gemeindenahe Behandlungssituationen überprüften, kommt, was die Antwort auf unsere zweite Frage betrifft, zu einem eher negativen Ergebnis. Die Effizienz der sozialtherapeutischen Behandlungskonzepte, in die so große Hoffnungen gesetzt worden waren, ist nicht überwältigend, es sind nur sehr begrenzt wissenschaftlich begründete Aussagen über ihre Wirkung auf den Verlauf der Schizophrenie möglich. Gmür vermutet, das einzig Spezifische an der Schizoprenie sei nur die Schizophrenie selbst, auslösende Momente seien dagegen unspezifisch, und die Erfolge der deinstitutionalisierten psychiatrischen Einrichtungen seien nur mit Vorsicht positiv zu werten, da sie sich an eine *Elite der schizophrenen Patienten* richten. Man kann aus dieser Übersicht vorsichtig folgern – was wir auch für die Pharmakotherapie mit Neuroleptika annehmen müssen – daß vorübergehende positive Wirkungen der sozialen Umgebung zwar den kurzfristigen Verlauf beeinflussen, daß aber bisher keine eindeutigen wissenschaftlichen Beweise für eine langfristige, positive Beeinflussung der Verlaufsdynamik schizophrener Psychosen nachweisbar sind. Das bestätigen m. E. auch die eindrücklichen Befunde Häfners (1985), welcher schon vor Jahren nachweisen konnte, daß auch unter optimalen gemeindenahen Versorgungssituationen in Mannheim chronische Dauerpatienten unter den Schizophrenen langsam zunahmen.

Diese Eigendynamik des Schizophrenieverlaufs als Resultate einer spezifischen Disposition und einer Interaktion mit unspezifischen Belastungssituationen, ja sogar *ohne nachweisbare unspezifische Belastungen,* haben wir in einer katamnestischen Studie in den 60er Jahren bei benignen Formen der Schizophrenie nachweisen können, an die ich kurz erinnern möchte (Heimann et al. 1971).

Aus den Aufnahmen der Bernischen Universitätsklinik „Waldau" in den Jahren 1932–1947 haben wir alle schizophrenen Patienten ausgewählt, die innerhalb von 4 Wochen spontan remittierten und entlassen werden konnten. Ihre Diagnose

Tabelle 1. Katamnese

	Gruppe I Schizophrene Symptomatik			Gruppe II Abnorme Erlebnisreaktion bei schizoider Psychopathie		
	$n=106$ ♀$=59$ ♂$=47$			$n=59$ ♀$=22$ ♂$=37$		
	Fälle			Fälle		
1. Soziale Anpassung: (Kriterien nach ERRERA)						
gut	52	49,1%		33	57,8%	n.s.
mittel	44	41,5%		22	38,6%	n.s.
schlecht	10	9,4%		2	3,5%	n.s.
2. Blande Verläufe:	51	48,1%		31	52,5%	n.s.
1- bis mehrfache Rezidive gleicher Art	46	43,4%		22	37,3%	n.s.
1- bis mehrfach vorübergehend hospitalisiert	32	30,2%		9	15,2%	$p<0,05$
dauernd hospitalisiert	2	1,9		1	1,7%	n.s.
3. Zweifel an der damaligen Diagnose	20	18,9%		10	16,9%	n.s.

5 Patienten der Gruppe I: Schizophrene Reaktion$=0,1\%$ aller hospitalisierten Schizophrenen
2 Patienten der Gruppe II: Später Schizophren$=5\%$ von Gruppe II

war durch Klaesi und Wyrsch, beides Schüler von Eugen Bleuler, gestellt worden. Wir haben diese Patienten nach durchschnittlich 15 Jahren nachuntersucht und mit einer Gruppe von Patienten des gleichen Zeitraums verglichen, die wegen abnormer Erlebnisreaktionen bei schizoider Psychopathie in die Klinik aufgenommen, von den gleichen Ärzten diagnostiziert wurden und ebenfalls innerhalb von 4 Wochen entlassen werden konnten. 106 Patienten mit schizophrener Symptomatik, 2.5% aller in diesen 15 Jahren aufgenommener Schizophrenen, konnten mit 59 Patienten mit abnormer Erlebnisreaktion bei schizoider Psychopathie verglichen werden, wobei die Katamnesendauer durchschnittlich 15 Jahre betrug.

Tabelle 1 zeigt, daß zur Zeit der Katamnesen zwischen beiden Gruppen keine Unterschiede der sozialen Anpassung bestanden und ebenfalls keine solchen der Rezidivhäufigkeit. Dagegen zeigten diese benignen schizophrenen Psychosen in den folgenden 1½ Jahrzehnten doppelt soviele Hospitalisierungen. Uns ging es damals darum, mit dem objektiven Kriterium der raschen Remission innerhalb von 4 Wochen zu prüfen, ob die sog. „schizophrene Reaktion" tatsächlich derart häufig sei, wie damals Labhart (1963) und Rohr (1961) behaupteten.

Interessant ist in dieser Katamnese eine Gruppe von 24 der insgesamt 106 schizophrenen Patienten, bei denen sich *keine auslösenden Belastungsmomente* sozialer oder emotionaler Art nachweisen ließen. Man muß dabei berücksichtigen, daß Klaesi und Wyrsch solche dynamischen Konstellationen im Zusammenhang mit dem Ausbruch einer schizophrenen Psychose besonders aufmerksam registrierten. Auch diese somatisch unbehandelten Patienten mit sehr rascher Spontanremission zeigten nach einer durchschnittlichen Katamnesedauer von 15 Jahren einen besseren Verlauf als der Durchschnitt schizophrener Psychosen. Wir haben damals vermutet, daß die genetische Disposition bei diesen Patienten eine geringere Penetranz aufwies, daß sie sozusagen an dem positiven Ende eines Kontinuums lag.

Zusammenfassung

1. Die Erfolge der Psychopharmakotherapie auf schizophrene und depressive Syndrome im akuten Stadium sind unbestritten.

2. Eine Beeinflussung des Verlaufs affektiver Psychosen durch Lithium i. S. einer Phasenprophylaxe ist wissenschaftlich erwiesen, ebenso die Verlängerung der Zyklen durch dieses Medikament. Dies gilt nicht für die trizyklischen Antidepressiva, die sogar bei gewissen bipolaren affektiven Psychosen eine Verkürzung der Zyklusdauer bewirken können, obwohl dies sicher nur für eine kleine Untergruppe der Fall sein dürfte. Die Frage, ob Carbamazepin einen lithiumähnlichen Effekt hat, ist noch offen.

3. Für die Schizophrenie gilt, daß sog. Katastrophenschizophrenien seit der Einführung von Neuroleptika nicht mehr beobachtet wurden und daß ein Syndromwandel in der Richtung weniger maligner chronischer schizophrener Syndrome wahrscheinlich ist. Ob tatsächlich eine pharmakogene Beeinflussung der schizophrenen Verlaufsdynamik möglich ist, muß offen bleiben. Einiges spricht dafür, doch läßt sich eine eindeutige Antwort nicht geben, weil sekundäre Einwirkungen auf den polymorphen Verlauf der Schizophrenie heute für die Behandlung im Vordergrund stehen. Möglicherweise ist die genetisch determinierte Eigendynamik schizophrener Psychosen wichtiger für den Verlauf als die biologischen und sozialpsychiatrischen Therapiebemühungen.

4. Prospektive Studien sollten sich heute im Rahmen der affektiven Psychosen vor allem mit der Interaktion spezifischer psychotherapeutischer Verfahren, der Pharmakotherapie und der Arbeit mit Familienangehörigen widmen. Prospektiv müßte auch die Wirkung von Carbamazepin bzw. trizyklischen Antidepressiva als Phasenprophylaxe geprüft werden. Für die schizophrenen Psychosen sind prospektive Studien notwendig, um die Frage zu klären, welche Faktoren eine Chronifizierung fördern, wie die neuroleptische Behandlung optimiert werden kann und welche sozialen Bedingungen die Rückfallgefahr erhöhen. Wichtig wäre auch die psychophysiologische Aufklärung und die Frage einer Verlaufsbeeinflussung der Huberschen „unspezifischen Residuen".

Literatur

Achté KA (1961) Der Verlauf der Schizophrenien und der schizophreniformen Psychosen. Acta Psychiatr Scand 36 [Suppl 155]

Angst J (1980) Verlauf unipolar depressiver, bipolar manisch-depressiver und schizoaffektiver Erkrankungen und Psychosen. Ergebnisse einer prospektiven Studie. Fortschr Neurol Psychiat 45:3–30

Bleuler M (1972) Die schizophrenen Geistesstörungen im Lichte langjähriger Kranken- und Familiengeschichten. Thieme, Stuttgart

Gmür M (1986) Schizophrenieverlauf und Entinstitutionalisierung. Enke, Stuttgart

Goodwin FK, Jamison KR (1984) The natural course of manic-depressiv illness. In: Post RM, Ballenger JC (eds) Neurobiology of mood disorders. Williams & Wilkins, Baltimore, pp 20–37

Häfner H, Heiden W an der, Klug J, Pfeiffer-Kurda M (1985) Hat die moderne Schizophreniebehandlung Folgen für das Schicksal der Kranken und für das Schicksal ihrer Versorgungseinrichtungen? In: Pflug B, Foerster K, Straube E (Hrsg) Perspektiven der Schizophrenieforschung. Fischer, Stuttgart New York, S 143–164

Heimann H, Heim S, Sperling E, Lehner E (1971) „Prozess" und „Reaktion" im Rahmen des schizoid-schizophrenen Formenkreises. Eine katamnestische Untersuchung. In: Kranz H, Heinrich K (Hrsg) Schizophrenie und Umwelt. Thieme, Stuttgart, S. 9–19

Huber G (1967) Symptomwandel der Psychosen und Pharmako-Psychiatrie. In: Pharmakopsychiatrie und Psychopathologie. Thieme, Stuttgart, S 78–90

Huber G, Gross G, Schüttler R (1979) Schizophrenie. Eine verlaufs- und sozialpsychiatrie Langzeitstudie. Springer, Berlin Heidelberg New York

Kay DWK, Lindelius R (1973) Der Wandel in der Prognose der Schizophrenie mit besonderer Berücksichtigung der Mortalität. In: Huber G (Hrsg) Verlauf und Ausgang schizophrener Erkrankungen. Schattauer, Stuttgart New York, S 149–155

Labhart S (1963) Die schizophrenieähnlichen Emotionspsychosen. Springer, Berlin

Leff J, Vaughn C (1980) The interaction of life events and relatives' expressed emotion in schizophrenia and depressive neurosis. Br J Psychiatr 136:146–153

Müller C (1981) Psychische Erkrankungen und ihr Verlauf sowie ihre Beeinflussung durch das Alter. Huber, Bern Stuttgart Wien

Müller C, Ciompi M, Delachaux A, Rabinowicz T, Villa JL (1967) Alterspsychiatrie. Thieme, Stuttgart

Perris C (1968) The course of depressive psychosis. Acta Psychiatr Scand 44:238–248

Rohr K (1961) Beitrag zur Kenntnis der sogenannten schizophrenen Reaktion. Familienbild und Katamnese. Arch Psychiatr Nervenkr 201:626

Strömgen G (1973) Verlauf der Schizophrenien. In: Huber G (Hrsg) Verlauf und Ausgang schizophrener Erkrankungen. Schattauer, Stuttgart New York, S 121–136

Wehr TA, Goodwin FD (1979) Rapid cycling in manic-depressives induced by tricyclic antidepressants. Arch Gen Psychiatry 36:555–559

Weisman MM, Klerman GL (1977) The chronic depressive in the community: unrecognized and poorly treated. Compr Psychiatry 18:523–532

Biochemische Veränderungen bei affektiven Erkrankungen als Aspekte biologisch-psychiatrischer Verlaufsforschung *

W. E. MÜLLER

Einleitung

Eine der zur Zeit wichtigsten Hypothesen zur biologischen Genese affektiver Erkrankungen ist das Modell einer cholinerg-noradrenergen Imbalance im zentralen Nervensystem, das von Janowsky und Mitarbeitern (Janowsky et al. 1972; Janowsky u. Risch 1984) formuliert wurde. Dieses Modell (Abb. 1) geht von der Annahme aus, daß depressive Symptome immer dann entstehen, wenn ein für den Affekt wichtiges Gleichgewicht zwischen cholinergen und noradrenergen Neuronen im zentralen Nervensystem gestört ist. Das Modell stützt sich darauf, daß depressive Symptome dann beobachtet wurden, wenn pharmakologisch eine Überaktivität des eher depressionsbahnenden cholinergen Systems erzeugt wurde oder wenn pharmakologisch das eher depressionshemmende noradrenerge System gestört wurde. Für den ersten Fall sprechen Befunde einer depressionsauslösenden Wirkung einer akuten Gabe von Physostigmin oder einer chronischen Exposition gegen Azetylcholinesteraseinhibitoren wie Diisopropylfluorphosphat (DFP) (vgl. Abb. 1). Für den zweiten Fall sprechen im wesentlichen ältere Befunde einer Häufung depressiver Symptome bei Patienten, die mit hohen Dosen von Reserpin als Antihypertensivum behandelt wurden, einer Substanz, die zu einer weitgehenden Ausschaltung der noradrenergen Neurotransmission im ZNS führt. Ausgehend von diesen Befunden einer exogenen bzw. pharmakogenen Auslösung depressiver Symptome bei nicht primär psychisch Kranken postuliert das Modell von Janowsky, daß depressive Symptome im Rahmen einer affektiven Erkrankung immer dann entstehen, wenn eine stabile, d. h. als "trait"-Marker vorliegende Überempfindlichkeit im cholinergen System nicht mehr vom noradrenergen System ausbalanciert werden kann, z. B. bei einer Erschöpfung oder sonstigen Funktionsstörung des depressionshemmenden noradrenergen Systems. Damit hätte die Störung im noradrenergen System eher die Charakteristika einer "state"-Variablen. Dieses Modell konnte in den letzten Jahren durch verschiedene Untersuchungen bestätigt werden. Ein wichtiger Hinweis für die Überempfindlichkeit des zentralen

* Die im vorliegenden Artikel dargelegten Forschungsansätze stellen das Ergebnis einer fruchtbaren Zusammenarbeit vieler Kolleginnen und Kollegen aus dem Psychopharmakologischen Labor und aus der Psychiatrischen Klinik des Zentralinstitutes für Seelische Gesundheit dar und wurden von mir nur stellvertretend vorgestellt. Neben vielen anderen möchte ich hier besonders erwähnen (in alphabetischer Reihenfolge): Frau Dipl.-Biol. B. Bering, Herrn Dr. J. G. Filser, Herrn Prof. Dr. W. F. Gattaz, Frau MTA S. Koch, Herrn Dr. H. W. Moises und Herrn Dr. F. J. Spira. Teile der Untersuchungen wurden von der Deutschen Forschungsgemeinschaft durch eine Sachmittelbeihilfe gefördert (AZ Mu 467/5-1).

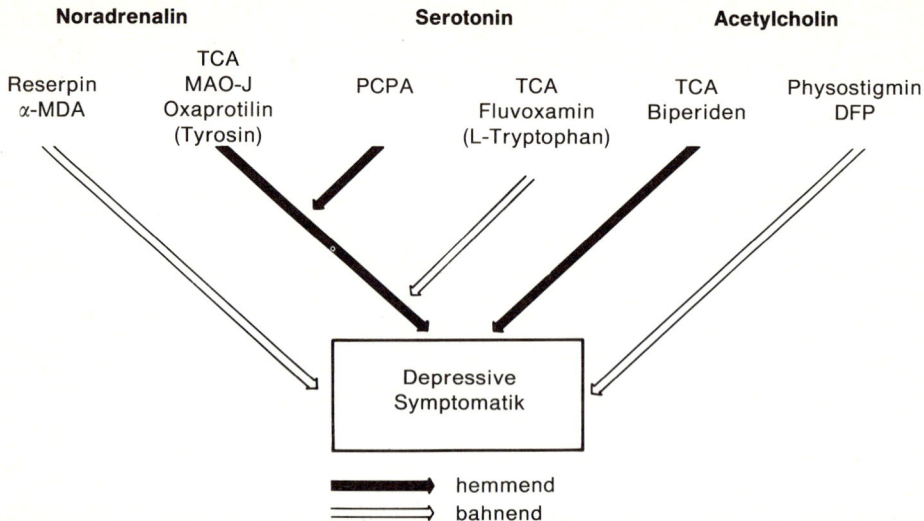

Abb. 1. Schematische Darstellung der Verknüpfung zentraler noradrenerger, serotoninerger und cholinerger Mechanismen mit der Ausbildung depressiver Symptome. (Nach Müller 1986)

cholinergen Systems depressiver Patienten im Sinne einer "trait"-Variablen sind Befunde aus der Schlafforschung, die gezeigt haben, daß depressive Patienten wesentlich empfindlicher hinsichtlich einer Verkürzung der REM-Schlaflatenz auf cholinerge Agonisten reagieren als Gesunde (Sitaram et al. 1984; Berger et al. 1985). Hinweise auf funktionelle Störungen im zentralen noradrenergen System sind unter anderem Befunde, daß die über Alpha-2-Adrenozeptoren stimulierbare Wachstumshormonfreisetzung (Clonidintest) bei depressiven Patienten im Vergleich zu gesunden Probanden deutlich vermindert ist (Matussek et al. 1980), daß Empfindlichkeitsveränderungen im Bereich der Betaadrenozeptoren vorliegen (Healy et al. 1983; Mann et al. 1985) und daß es zu Störungen im Noradrenalinstoffwechsel kommt, wobei vor allem die zuletzt genannten Störungen die Charakteristika einer zustandsabhängigen "state"-Variablen aufzuweisen scheinen (Siever u. Davis 1985).

Die exakten biochemischen Mechanismen, die in die postulierte Überempfindlichkeit im zentralen cholinergen System auf der einen Seite und in die postulierte Unter- bzw. Dysfunktion im zentralen noradrenergen System auf der anderen Seite involviert sind, sind im einzelnen noch nicht bekannt. Ihre experimentelle Überprüfung am Patienten erfordert zum einen das Vorhandensein peripher meßbarer relevanter Marker für beide neuronale Systeme, die Rückschlüsse auf deren Funktionszustand im ZNS erlauben. Zum anderen können die Vermutungen, daß die Überempfindlichkeit im cholinergen System einen stabilen, möglicherweise genetisch terminierten, "trait"-Marker darstellt, während zumindest einige der möglichen Dysfunktionen im zentralen noradrenergen System zustandsabhängige "state"-Variablen darstellen, nur durch sorgfältige Verlaufsuntersuchungen an depressiven Patienten belegt werden, bei denen die biochemischen Marker auch im symptomfreien Intervall erfaßt werden.

Damit ist das Konzept unserer Arbeitsgruppe im Bereich der biologisch-psychiatrischen Depressionsforschung praktisch schon skizziert. Wir bemühen uns zur Zeit, für das ZNS relevante, aber peripher am Patienten erfaßbare biochemische Marker zu evaluieren, um dann mit ihrer Hilfe in Verlaufsuntersuchungen an depressiven Patienten zu überprüfen, inwieweit sich die Hypothese einer cholinerg-noradrenergen Imbalance bei affektiven Erkrankungen bestätigen läßt.

Die Evaluierung peripherer Blutzellen als Modellsysteme zur Bestimmung einer cholinergen Überempfindlichkeit bei affektiven Erkrankungen

Auf der Suche nach dem biochemischen Mechanismus der durch verschiedene funktionelle Untersuchungen belegten Überempfindlichkeit im zentralen cholinergen System depressiver Patienten hat man in den letzten Jahren verschiedene, allerdings indirekte Hinweise darauf gefunden, daß diesem Phänomen eine direkte Überempfindlichkeit zentraler muskarinartiger Azetylcholinrezeptoren (m-Cholinzeptoren) zugrunde liegt (Sitaram et al. 1984). Diese Annahme konnte vor kurzem von der Arbeitsgruppe am Gershon an einem peripheren Modell bestätigt werden, wo gefunden wurde, daß Hautfibroblasten depressiver Patienten eine ca. doppelt so hohe Dichte an m-Cholinozeptoren aufweisen als entsprechende Fibroblasten gesunder Vergleichspersonen (Nadi et al. 1984). Dieser Befund und darüber hinaus die grundsätzliche Brauchbarkeit des Fibroblastenmodells konnte allerdings in jüngster Zeit von drei verschiedenen Arbeitsgruppen nicht bestätigt werden (van Riper et al. 1985; Kelsoe et al. 1986; Lin u. Richelson 1986). Die biochemische Basis der in vielen Untersuchungen gefundenen cholinergen Überempfindlichkeit depressiver Patienten ist damit weiterhin offen.

Da aus den oben genannten Gründen Hautfibroblasten als ein ungeeignetes Modell erschienen, muskarinerge Funktionen bei depressiven Patienten peripher messen zu können, haben wir verschiedene in der Literatur der letzten Jahre publizierte Berichte aufgegriffen, die erste Hinweise darauf gaben, daß Muskarinrezeptoren auf menschlichen Blutzellen vorhanden sind. Diese Befunde waren allerdings in sich sehr widersprüchlich und gaben letztlich kein klares Bild, ob tatsächlich Muskarinrezeptoren auf menschlichen Blutzellen vorhanden sind. Wir haben uns daher in den letzten zurückliegenden Jahren sehr intensiv bemüht, Muskarinrezeptoren auf menschlichen Erythrozyten und Lymphozyten mit allgemein üblichen und anerkannten Bindungsmethoden nachzuweisen, in der Hoffnung, damit bessere peripher zugängliche humanpharmakologische Modelle in der Hand zu haben, Veränderungen cholinerger Funktionen an depressiven Patienten nachweisen zu können.

Mit Hilfe von tritiummarkiertem Quinuclidinylbenzilat (^{3}H-QNB) im Fall von menschlichen Erythrozytenmembranen (Bering u. Müller 1986; Bering et al. 1986) oder mit Hilfe von tritiummarkiertem Methylscopolamin im Falle der Humanlymphozyten (Bering et al. in press) ist es uns gelungen, in beiden Geweben Muskarinrezeptoren nachzuweisen. Die Dichten dieser Rezeptoren auf beiden Blutzellen sind relativ gering und liegen bei den menschlichen Erythrozytenmembranen im Bereich von ca. 100 Fentomol pro mg Membranprotein und bei den menschlichen Lymphozyten bei ca. 10–20 Fentomol pro 10^6 Zellen. Die Eigen-

Tabelle 1. Inhibitionskonstanten (K_i) und apparente Hill-Koeffizienten (n_H) für Muskarinrezeptorbindung von verschiedenen muskarinergen Antagonisten und Agonisten an menschlichen Erythrozytenmembranen, an intakten Humanlymphozyten und an Membranen von Rattenhirn und Rattenherz. Die Versuche an Humanlymphozyten wurden mit ^{3}H-Methyl-Scopolamin als Radioligand durchgeführt, alle anderen mit ^{3}H-Quinuklidinylbenzilat. Die Daten sind den Arbeiten von Bering u. Müller (1987) und Bering et al. (1987) entnommen

Substanz	Menschliches Gewebe				Rattengewebe			
	Erythrozyten		Lymphozyten		Gehirn		Herz	
	K_i (nmol/l)	n_H	K_i (nmol/l)	n_H	K_i (nmol/l)	n_H	K_i (nmol/l)	n_H
Atropin	21	1,04	10	0,93	1	1,04	1	0,97
Scopolamin	0,4	0,86	8	0,88	3	0,96	7	1,10
(R,S) QNB	2	0,91	10	0,89	1	0,99	0,4	0,98
(R) QNB	1		9		0,5		0,3	
(S) QNB	25		142		17		20	
Pirenzepin	169	0,68	1440	0,84	178	0,68	2100	0,89
Oxotremorin	580	0,57	3320	0,67	187	0,63	264	0,61
Carbachol	1150	0,49	5500	0,51	39000	0,70	1400	0,52

schaften der Rezeptoren auf beiden Blutzellen sind ähnlich aber nicht identisch mit den Eigenschaften von Muskarinrezeptoren im Gehirn oder im Herzen. Als wichtiges spezifisches Charakteristikum von Muskarinrezeptoren können die Inhibitionskonstanten wichtiger cholinerger Agonisten und Antagonisten als Maß ihrer Affinität zu den Muskarinrezeptoren gelten (Tabelle 1). Vergleicht man nun die Affinitäten, mit denen typische Muskarinrezeptoragonisten und Antagonisten an die Rezeptoren auf beiden Blutzelltypen oder an Rezeptoren im Herz und im Hirn der Ratte binden, so muß man feststellen, daß die mittleren Affinitäten zwar nicht identisch, aber doch relativ ähnlich in allen Geweben sind (vgl. Tabelle 1). Dies gilt auch für die Stereospezifität dieser Rezeptoren, da der funktionell aktive Muskarinrezeptorantagonist R-QNB im Vergleich zu dem funktionell inaktiven Enantiomer S-QNB in allen Geweben die deutlich höhere Affinität aufweist (vgl. Tabelle 1). Als typisches Charakteristikum von Muskarinrezeptorbindung gilt auch die Tatsache, daß die Hill-Koeffizienten aus Hemmexperimenten mit Antagonisten in der Regel Werte um 1 liefern, während Hemmexperimente mit Muskarinrezeptoragonisten in der Regel Werte liefern, die deutlich kleiner als 1 sind (Watson et al. 1984). Dies beruht darauf, daß die Agonisten im Gegensatz zu den Antagonisten in der Lage sind, die Muskarinrezeptorpopulation in eine hochaffine bzw. niedrigaffine Komponente zu differenzieren. Auch dieses typische Charakteristikum, nämlich Hill-Koeffizienten von 1 im Falle der Antagonisten (Atropin, Scopolamin, QNB) bzw. Hill-Koeffizienten deutlich kleiner als 1 im Falle der Agonisten (Oxotremorin, Carbachol), zeigt die große Ähnlichkeit der Muskarinrezeptoren auf Erythrozyten und Lymphozyten mit typischen Muskarinrezeptoren, wie man sie im Gehirn oder im Herz findet. Auffällig bei diesen Untersuchungen war auch die Tatsache, daß der Muskarinrezeptorantagonist Pirenzepin mit deutlich höherer Affinität (kleiner K_i-Wert) an die Muskarinrezep-

Tabelle 2. Einfluß des stabilen Guanosintriphosphatanaloges Gpp (NH)$_p$ auf die halbmaximale Hemmkonzentration für spezifische ^{3}H-Methylscopolaminbindung an Rattenherzmembranen und an Humanlymphozyten (IC$_{50}$-Werte). Die Daten sind der Arbeit von Bering et al. (1987) entnommen

Gewebe	Substanz	Kontrollen		+ Gpp (NH)$_p$ (100 µmol/l)	
		IC$_{50}$ (µmol/l)	n_H	IC$_{50}$ (µmol/l)	n_H
Rattenherz	Carbachol	$2{,}5 \pm 0{,}7$	$0{,}57 \pm 0{,}06$	$11{,}0 \pm 1{,}0$	$0{,}78 \pm 0{,}12$
	Oxotremorin	$0{,}2 \pm 0{,}03$	$0{,}64 \pm 0{,}05$	$1{,}4 \pm 0{,}2$	$0{,}81 \pm 0{,}02$
Human- lymphozyten	Carbachol	$10{,}0 \pm 4{,}0$	$0{,}51 \pm 0{,}02$	$42{,}0 \pm 9{,}0$	$0{,}76 \pm 0{,}03$
	Oxotremorin	$6{,}4 \pm 1{,}0$	$0{,}67 \pm 0{,}02$	$57{,}0 \pm 15{,}0$	$0{,}72 \pm 0{,}11$

toren der Erythrozytenmembran als an die der Lymphozyten bindet. Pirenzepin weist im Gegensatz zu allen anderen Antagonisten eine wesentlich höhere Selektivität zur Muskarinrezeptorunterklasse M$_1$ als zur Unterklasse M$_2$ auf, was daran erkenntlich ist, daß die Affinität von Pirenzepin im Rattenhirn, wo die M$_1$-Rezeptoren überwiegen, deutlich höher ist als im M$_2$ Gewebe Herz (s. Tabelle 1). Dies weist darauf hin, daß es sich bei den Rezeptoren auf der menschlichen Erythrozytenmembran schwerpunktmäßig um M$_1$-Rezeptoren aber bei denen auf den menschlichen Lymphozyten im wesentlichen um M$_2$-Rezeptoren handelt. Diese Annahme konnte in einem weiteren Experiment bestätigt werden (Tabelle 2). Es ist bekannt, daß die Affinität, mit der Muskarinrezeptoragonisten an den Muskarinrezeptor binden, im Falle des M$_2$-Rezeptors durch die Zugabe des chemisch stabilen Guanosintriphosphatanalogs Gpp (NH)$_p$ verringert werden kann. Wie im oberen Teil von Tabelle 2 dargestellt, wird der IC$_{50}$-Wert in Gegenwart dieses stabilen Guanosintriphosphatanaloges deutlich erhöht und damit die mittlere Affinität, mit der Carbachol bzw. Oxotremorin an den Muskarinrezeptor binden, erniedrigt. Damit ist die Affinität beider Agonisten zu den Muskarinrezeptoren des Rattenherzes, als einem typischen M$_2$-Gewebe, deutlich gesenkt. Im Falle der Muskarinrezeptoren auf menschlichen Lymphozyten finden wir ein paralleles Verhalten beider Muskarinrezeptoragonisten, d. h. auch hier wird die Affinität der beiden Agonisten durch Gpp (NH)$_p$ deutlich gesenkt (vgl. Tabelle 2). Damit gibt auch dieses Experiment einen Hinweis darauf, daß es sich bei den Muskarinrezeptoren auf den menschlichen Lymphozyten im wesentlichen um M$_2$-Rezeptoren handelt. Entsprechende Experimente an menschlichen Erythrozytenmembranen zeigten keine Veränderung der Agonistenaffinität in der Gegenwart des stabilen Guanosintriphosphatanalogs (Bering u. Müller 1986). Damit bestätigen auch diese Experimente die ursprüngliche Annahme, daß es sich bei den Rezeptoren auf den Erythrozyten im wesentlichen um M$_1$-Rezeptoren, bei den Rezeptoren auf den Lymphozyten aber im wesentlichen um M$_2$-Rezeptoren handelt.

Die Dichten beider Muskarinrezeptorklassen auf menschlichen Blutzellen zeigten bei gesunden Probanden interindividuelle Schwankungen von über einer Zehnerpotenz mit geringen intraindividuellen Schwankungen, wenn die Dichten im Abstand von mehreren Wochen mehrfach bestimmt wurden (Bering u. Müller 1986; Bering et al. to be published). Damit scheinen die Muskarinrezeptordichten auf beiden Blutzellen ein spezifisches individuelles Charakteristikum der untersuchten Probanden zu sein.

Uns hat natürlich im wesentlichen die Frage interessiert, inwieweit sich ein Bezug herstellen läßt zwischen den Muskarinrezeptoren auf den beiden Blutzelltypen und der Hypothese einer cholinergen Überempfindlichkeit als einer prämorbiden "trait"-Variablen affektiver Erkrankungen. Da hohe Dichten durchaus eine erhöhte cholinerge Empfindlichkeit bedeuten könnten, haben wir zunächst versucht, die Dichten beider Rezeptortypen auf den menschlichen Blutzellen mit anderen, ebenfalls als "trait"-Variablen geltenden Eigenschaften, unserer freiwilligen Probanden zu korrelieren, nämlich bestimmten Persönlichkeitsmerkmalen, die ebenfalls als prämorbide Merkmale affektiver Erkrankungen gelten (Moises et al. 1987). Bei dieser Untersuchung fanden wir im wesentlichen zwei interessante Ergebnisse. Zum einen fand sich eine angedeutete positive Korrelation der Dichte der M_2-Rezeptoren auf den Lymphozyten mit der Unterskala Ordentlichkeit im Persönlichkeitsinventar von von Zerssen (von Zerssen 1976). Wir halten diesen Befund als erwähnenswert, da die Gruppe von Herrn von Zerssen gezeigt hat, daß monopolar endogen Depressive sich nur in dieser Skala mit höheren Werten von Normalpersonen unterscheiden, was ganz im Sinne des Tellenbachschen Typus melancholicus als Charakteristikum der prämorbiden Persönlichkeit monopolar endogener Depressiver ist (von Zerssen 1976). In einer vorläufig sehr spekulativen Form steht diese angedeutete positive Korrelation zwischen Muskarinrezeptordichte und Ordentlichkeit in Übereinstimmung mit der Hypothese einer postsynaptischen Überempfindlichkeit im cholinergen System (erhöhte Rezeptorendichte) und damit verbundener Ausprägung bestimmter prämorbider Persönlichkeitsmerkmale (Ordentlichkeit; Moises et al. 1987).

Zum anderen fanden wir auch eine hochsignifikante negative Korrelation zwischen der Dichte der erythrozytären M_1-Rezeptoren und der Unterskala Depression im MMPI und signifikante positive Korrelationen mit der Unterskala Aggressivität im FPI und der Unterskala Extroversion im PP-I. Auch diese Befunde weisen auf eine Beziehung zwischen cholinergen Mechanismen und prädisponierenden Persönlichkeitsmerkmalen affektiver Erkrankungen hin (Moises et al. 1987).

Wenn damit eine mögliche Beziehung zwischen der Dichte von Muskarinrezeptoren auf Blutzellen und zentral-nervösen Funktionen zwar angedeutet, im wesentlichen aber noch sehr spekulativ ist, sind wir insgesamt gesehen doch sehr optimistisch, in beiden Rezeptorsystemen relevante Parameter des cholinergen Systems in der Hand zu haben. Ob wir allerdings mit diesen Rezeptorbestimmungen die Hypothese einer cholinergen Überempfindlichkeit als "trait"-Variablen oder als Vulnerabilitätskriterion affektiver Erkrankungen bestätigen können, werden erst sorgfältige Verlaufsuntersuchungen zeigen, die zur Zeit von uns geplant werden.

MHPG-Sulfat als ein möglicher funktioneller Marker des zentralen noradrenergen Systems

Ich möchte jetzt auf das am Anfang gezeigte Schema zurückgehen (vgl. Abb. 1). Wie bereits erwähnt, geht unser Modell von einer cholinergen Überempfindlichkeit als "trait"-Variablen aus, die immer dann zu depressiven Symptomen führt, wenn Dysfunktionen im noradrenergen System als einer möglicherweise verlaufsabhängigen "state"-Variablen nicht mehr kompensiert werden können. Als möglichen biochemischen Parameter zur Bestimmung des funktionellen Zustandes des zentralen noradrenergen Systems haben wir die Bestimmung des Noradrenalinmetaboliten MHPG (3-Methoxy-4-hydroxyphenylglykol) im Urin aufgegriffen. Die Bestimmung von urinärem MHPG hat schon eine längere Geschichte in der biologischen Psychiatrie, ist aber in jüngerer Zeit durch Untersuchsungen der Arbeitsgruppe von Kopin (Kopin 1984) sehr in Frage gestellt worden. Wie an dem in Abb. 2 gezeigten Schema des Noradrenalinumsatzes im Organismus dargestellt, kommt mehr als 50% des totalen MHPG im Plasma oder Urin aus peripheren Organen. Damit ist der Anteil von MHPG aus dem zentralen Nervensystem im Urin unter 30% der Gesamtfraktion. Urinäres MHPG, aber auch Plas-

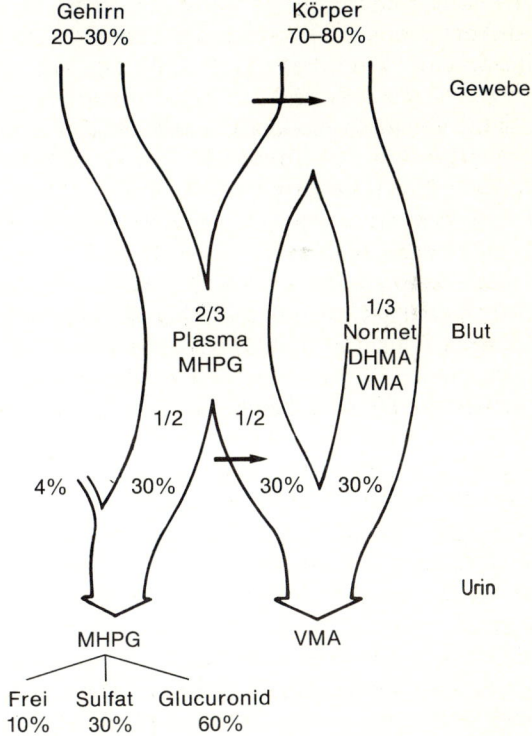

Abb. 2. Schematische Darstellung des Noradrenalinstoffwechsel am Menschen nach Kopin (1984). An den beiden mit je einem Pfeil gekennzeichneten Stellen wurde in den dargestellten Untersuchungen modulierend in den Noradrenalinstoffwechsel eingegriffen. Weitere Einzelheiten sind im Text beschrieben. (Nach Müller et al. 1987)

ma-MHPG erscheinen damit keine geeigneten Marker für den zentralen Noradrenalinumsatz zu sein (Kopin 1984; Filser et al. 1986a).

Urinäres MHPG liegt nur zum kleinen Teil als freies MHPG vor, sondern zum größeren Teil konjugiert als Sulfat oder Glukuronid (vgl. Abb. 2). Wir haben nun Befunde einer französischen Arbeitsgruppe aufgegriffen (Peyrin u. Pequignot 1983), die darauf hinweisen, daß MHPG aus dem ZNS primär als Sulfat im Urin erscheint, MHPG aus peripheren Organen aber primär als Glukuronid im Urin erscheint. Würde sich dies bestätigen lassen, hätte man im MHPG-Sulfat wieder einen relevanten Parameter für den zentralen Noradrenalinstoffwechsel in der Hand. Zur Überprüfung der Hypothese eines unterschiedlichen Ursprungs von MHPG-Sulfat oder MHPG-Glukuronid haben wir in Untersuchungen an gesunden Probanden an 2 Stellen modulierend in den MHPG-Stoffwechsel eingegriffen (Pfeile in Abb. 2) (Müller et al. 1987). Zum einen haben wir durch deutliche physische Belastung (Ergometer) die Bildung von peripheren Noradrenalin und damit auch von peripheren MHPG erhöht. Zum anderen haben wir durch Alkoholgabe (Davis et al. 1967) den Endstoffwechsel von Plasma-MHPG zu Vanillinmandelsäure blockiert.

In einer ersten Serie von Versuchen an 6 freiwilligen gesunden Probanden konnten wir zeigen, daß ausgeprägte körperliche Aktivität (Ergometerbelastung) zu einer deutlichen Zunahme der Gesamt-MHPG-Ausscheidung im Urin führte. Interessanterweise ließ sich die Zunahme der Gesamtausscheidung von MHPG im wesentlichen darauf zurückführen, daß sich die Glukuronidfraktion signifikant erhöhte, während die Sulfatfraktion sich im Urin nicht veränderte (Abb. 3). Dieser Versuch weist darauf hin, daß das unter vermehrter physischer Aktivität entstehende periphere MHPG im wesentlichen in der Glukuronidfraktion im Urin zu finden ist. Er gibt damit einen indirekten Hinweis darauf, daß die Sulfatfraktion weniger aus der Peripherie, sondern wahrscheinlich aus dem zentralen Nervensystem stammt.

Schon einige Jahre zurückliegende Versuche (Davis et al. 1967) haben gezeigt, daß einmalige Gabe relativ hoher Dosen von Ethylalkohol zu einer Blockade des Endmetabolismus von MHPG im Plasma zu Vanillinmandelsäure (vgl. Abb. 2) führt, und daß damit unter Ethanolbelastung mehr MHPG und weniger Vanillinmandelsäure ausgeschieden werden. Diesen Befund haben wir aufgegriffen und haben an freiwilligen Probanden untersucht, inwieweit sich akute Ethanolbelastung auf die Ausscheidung von MHPG-Sulfat oder MHPG-Glukuronid niederschlägt. Das Design des Experimentes ist in Abb. 4 festgehalten. Über 4 Tage haben wir bei gesunden freiwilligen Versuchspersonen jeweils von morgens 8.00 bis abends 20.00 Uhr bzw. von abends 20.00 Uhr bis morgens 8.00 Uhr den Urin gesammelt und die MHPG-Ausscheidung im Urin untersucht. An denen mit schwarzen Pfeilen gekennzeichneten Zeiten bekamen die freiwilligen Probanden jeweils 1 g reinen Ethylalkohol pro kg Körpergewicht verdünnt in Fruchtsaft. Verglichen wurden die Mittelwerte der beiden entsprechenden Sammelperioden jeweils vor bzw. nach der Alkoholbelastung. Die in Abb. 5 dargestellten Werte zeigen klar, daß es in den Zeiten nach akuter Alkoholbelastung zu einer deutlichen hochsignifikanten Zunahme der MHPG-Glukuronidausscheidung im Urin kam, während die Sulfatausscheidung nicht signifikant verändert war. Daß diese Zunahme wirklich auf den akuten Effekt des Alkohols auf den MHPG-Metabo-

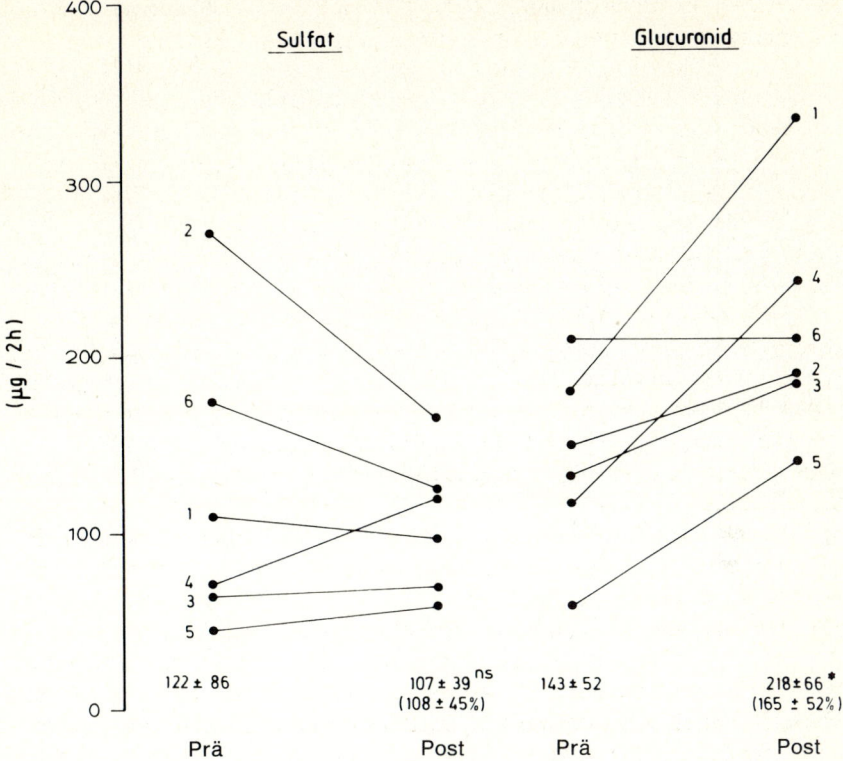

Abb. 3. Der Einfluß einer 15minütigen Ergometerbelastung auf die Ausscheidung von MHPG-Sulfat und MHPG-Glukuronid bei gesunden Probanden. Urin wurde für zwei Stunden jeweils vor und nach der Ergometer-Belastung gesammelt. Die MHPG-Konjugatausscheidung ist angegeben in μg MHPG pro 2 h. Die in Klammer gesetzten Prozentwerte sind die Mittelwerte der jeweiligen MHPG-Ausscheidung nach Belastung in Prozent der individuellen Ausgangswerte. (Nach Müller et al. 1987).
* $p < 0,05$; gepaarter t-Test; ns $= p > 0,05$; nicht signifikant

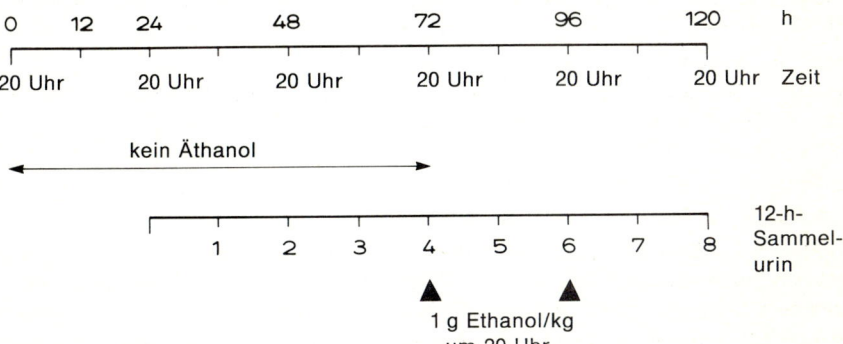

Abb. 4. Design für die Untersuchung über den Einfluß einer akuten Gabe von Ethanol auf die Ausscheidung von MHPG-Sulfat und MHPG-Glukuronid bei gesunden Probanden. Urin wurde in jeweils 8 12stündigen Perioden gesammelt. (Nach Müller et al. 1987)

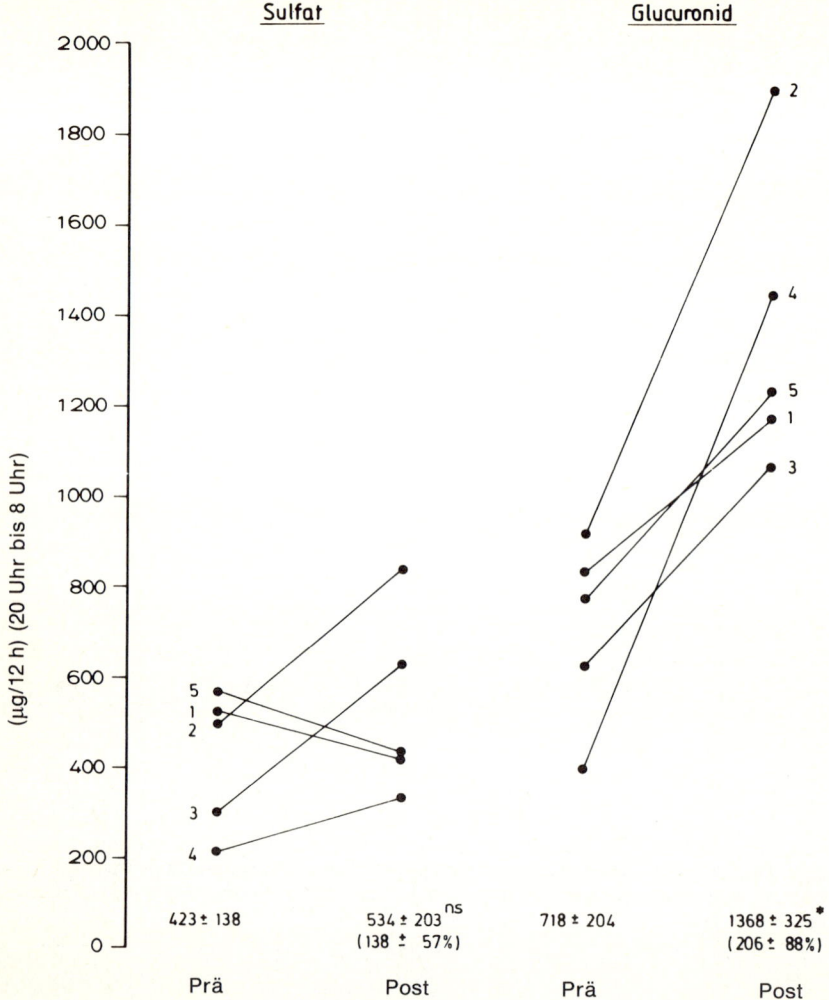

Abb. 5. Der Einfluß einer akuten Ethanolbelastung auf die urinäre Ausscheidung der MHPG-Konjugate für den Zeitraum 0 h–12 h nach Ethanolgabe. Die Werte sind die jeweiligen Mittelwerte für die MHPG-Ausscheidung pro 12 h der Perioden 1 und 3 (prä) gegen 5 und 7 (post). Die in Klammer gesetzten Prozentwerte sind die Mittelwerte der jeweiligen MHPG-Ausscheidung nach Ethanol in Prozent der individuellen Ausgangswerte. (Nach Müller et al. 1987).
* $p < 0,02$, gepaarter t-Test; ns = $p > 0,05$, nicht signifikant

lismus zurückzuführen ist, zeigt Abb. 6, wo die Ausscheidung von MHPG-Glukuronid bzw. -sulfat während den 12stündigen Tagesperioden dargestellt ist. Hier ist klar erkenntlich, daß in den Zeiträumen 12 bis 24 h nach akuter Alkoholgabe weder die MHPG-Glukuronid- noch die MHPG-Sulfatausscheidung geändert ist. Dieser Befund muß dahingehend interpretiert werden, daß eine Blockade des oxidativen Endstoffwechsels von MHPG zu Vanillinmandelsäure, der beim Menschen ausschließlich in peripheren Organen stattfindet, zu einem vermehrten pe-

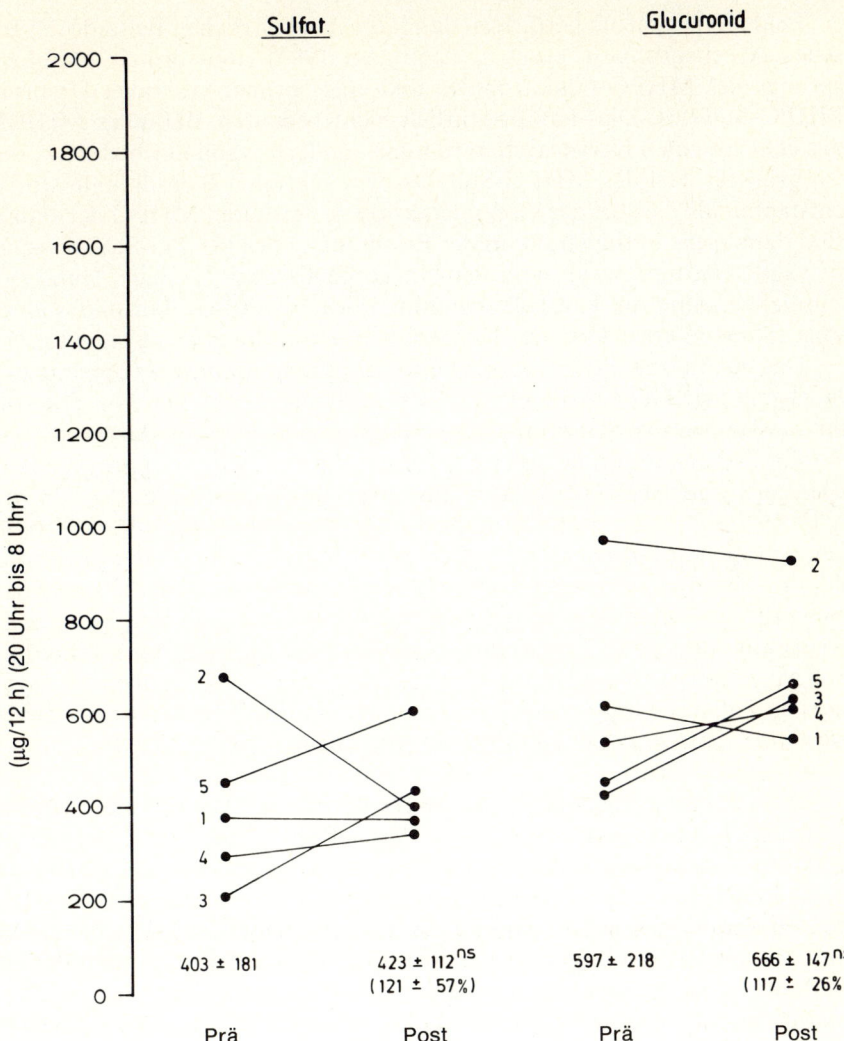

Abb. 6. Der Einfluß einer akuten Ethanolbelastung auf die urinäre Ausscheidung der MHPG-Konjugate für den Zeitraum 12 h–24 h nach Ethanolgabe. Die Werte sind die jeweiligen Mittelwerte für die MHPG-Ausscheidung pro 12 h der Perioden 2 und 4 (prä) und 6 und 8 (post). Die in Klammer gesetzten Prozentwerte sind die Mittelwerte der jeweiligen MHPG-Ausscheidung nach Ethanol in Prozent der individuellen Ausgangswerte. (Nach Müller et al. 1987). ns = nicht signifikant, $p > 0,05$, gepaarter t-Test

ripheren Angebot des Substrates MHPG für die Glukuronyltransferase führt, so daß mehr MHPG glukuroniert wird und mehr MHPG als MHPG-Glukuronid ausgeschieden wird. Der Befund, daß MHPG-Sulfat unter diesen Bedingungen nicht ansteigt, weist darauf hin, daß die Sulfatierung von MHPG peripher keine Rolle spielt und gibt damit weiterhin einen indirekten Hinweis auf den zentralen Ursprung des MHPG-Sulfates.

Beide Experimente bestätigen damit die ursprünglichen Befunde der französischen Arbeitsgruppe (Peyrin u. Pequignot 1983) eines primär peripheren Ursprungs des MHPG-Glukuronides und eines primär zentralen Ursprungs des MHPG-Sulfates. Dies kann natürlich nicht bedeuten, daß alles MHPG-Sulfat aus dem zentralen Nervensystem stammt, sondern es soll nur bedeuten, daß doch ein größerer Teil des MHPG-Sulfates dem zentralen Noradrenalinstoffwechsel entstammt als dies bei der Gesamtfraktion des urinären MHPG der Fall ist. Wir sind damit sehr optimistisch, in der Bestimmung des MHPG-Sulfates einen relativ validen Parameter des zentralen Noradrenalinumsatzes in der Hand zu haben. Zusätzlich sollte die Parallelbestimmung des MHPG-Glukuronides einen Hinweis auf die relative Aktivität des peripheren noradrenergen Systems erlauben.

Das zu Anfang zitierte Modell einer cholinerg-noradrenergen Imbalance als biochemischer Ursache depressiver Erkrankungen geht nun von der Annahme aus, daß depressive Symptome immer dann entstehen, wenn die cholinerge Überempfindlichkeit aufgrund einer Dysfunktion nicht mehr vom noradrenergen System ausbalanciert werden kann. Inwieweit uns die Bestimmung von urinärem MHPG-Sulfat einen Einblick in die von der Hypothese postulierte Dysfunktion des zentralen noradrenergen Systems geben kann, muß zur Zeit noch offen bleiben. Erste Untersuchungen an 14 endogen depressiven Patienten zeigten keinen wesentlichen Unterschied in der MHPG-Ausscheidung im Vergleich zu einer bezogen auf Alter und Geschlecht vergleichbaren Kontrollgruppe. Allerdings fanden wir eine deutlich und signifikant reduzierte MHPG-Glukuronidausscheidung bei den Patienten im Vergleich zu gesunden Kontrollen, die wir als Zeichen der verminderten körperlichen Aktivität der depressiven Patienten interpretieren (Filser et al. 1986 b).

Die nicht unterschiedlichen Werte für die urinäre Ausscheidung von MHPG-Sulfat interpretieren wir zur Zeit derartig, daß wir annehmen, daß es im ZNS depressiver Patienten nicht zu einer massiven Veränderung des Noradrenalinumsatzes kommt. Dies schließt natürlich vor allem vor dem Hintergrund der sehr großen interindividuellen Schwankungen der urinären Ausscheidung von MHPG-Sulfat und MHPG-Glukuronid nicht aus, daß es bei dem einzelnen Patienten im Verlauf einer depressiven Erkrankung zu Schwankungen im Noradrenalinumsatz und damit möglicherweise zu Imbalancestörungen im Sinne der zu Anfang dargestellten Hypothese kommt. Wieder ist die Überprüfung eines solchen Mechanismus nur durch sorgfältig durchgeführte Verlaufsuntersuchungen möglich, wo wir uns zur Zeit bemühen, bei depressiven Patienten durch pharmakotherapeutische Intervenierung und Bestimmung der MHPG-Sulfat und MHPG-Glukuronidausscheidung vor bzw. nach Beendigung der Therapie zu ermitteln, inwieweit Schwankungen im zentralen Noradrenalinumsatz im Sinne einer "state"-Variablen der zu Anfang geäußerten Hypothese vorkommen und durch die medikamentöse Therapie normalisiert werden.

Ausblick

Die im Vorangegangenen dargelegten Befunde zeigen die zur Zeit in unserer Arbeitsgruppe verfolgte Forschungsstrategie. Nach experimenteller Evaluierung neuer oder zumindest modifizierter peripher erfaßbarer Marker zentraler neuronaler Funktionen bemühen wir uns zur Zeit herauszufinden, inwieweit Veränderungen dieser neuronalen Funktionen im Verlaufe affektiver Störungen vorkommen und vor allen Dingen, welchen Stellenwert diese biochemischen Veränderungen für die Krankheit an sich haben. Gerade der letzte und sicher auch wesentlichste Punkt kann nur beantwortet werden, indem solche biochemischen Systeme in längeren Verlaufsuntersuchungen kontrolliert werden. Da in diesen Verlaufsuntersuchungen durch an sehr unterschiedlichen Mechanismen angreifende Antidepressiva pharmakotherapeutisch interveniert werden soll, erhoffen wir uns, durch diese Untersuchungen sehr klare Aussagen zu erhalten, inwieweit die von uns erfaßten biochemischen Veränderungen für Entstehung und Verlauf der affektiven Störungen von Bedeutung sind. Unsere Befunde zeigen daher sehr klar, daß auch im Bereich biologisch psychiatrischer Grundlagenforschung Verlaufsuntersuchungen nicht nur notwendig sind, sondern geradezu eine Voraussetzung darstellen, wenn man weitergehende Aufschlüsse über die Pathobiochemie affektiver Erkrankungen erwartet.

Literatur

Berger M, Höchli D, Zulley J, Lauer C, von Zerssen D (1985) Cholinomimetic drug RS 86, REM sleep, and depression. Lancet I:1385–1386

Bering B, Müller WE (1987) Stereospecific ^{3}-H-QNB binding to human erythrocyte membranes associated with muscarinic cholinergic receptors. J Neural Trans 68:97–111

Bering B, Spira F, Schanz H, Gattaz WF, Müller WE (1986) Do human erythrocyte membranes contain muscarinic cholinergic receptors? Pharmacopsychiatria 19:302–303

Bering B, Moises HW, Müller WE (in press) Muscarinic cholinergic receptors on intact human lymphocytes. Properties and subclass characterization. Biol Psychiatry

Davis VE, Brown H, Huff JA, Cashaw JL (1967) Ethanol-induced alterations of norepinephrine metabolism in man. J Lab Clin Med 69:787–799

Filser JG, Müller WE, Beckmann H (1986a) Should plasma or urinary MHPG be measured in psychiatric research? A critical comment. Br J Psychiatry 148:95–97

Filser JG, Spira FJ, Gabel A, Beckmann H, Müller WE (1986b) Comparative determination of 3-methoxy-4-hydroxyphenylglycol and its conjugated derivatives in the urine of depressed patients and healthy controls. Pharmacopsychiatria 19:194–195

Healy D, Carney PA, Leonhard BE (1983) Monoamine-related markers of depression: changes following treatment. J Psychiatr Res 17:251–260

Janowsky DS, Risch SC (1984) Cholinomimetic and anticholinergic drugs used to investigate an acetylcholine hypothesis of affective disorders and stress. Drug Develop Res 4:125–142

Janowsky DS, El-Yousef MK, Davis JM, Sekerke HJ (1972) A cholinergic-adrenergic hypothesis of mania and depression. Lancet II:632–635

Kelsoe JR, Gillin JC, Janowsky DS, Brown JH, Risch SC, Lumkin B (1986) Specific ^{3}H-N-methyl scopolamine binding without cholinergic function in cultured adult skin fibroblasts. Life Sci 38:1399–1408

Kopin IJ (1984) Avenues of investigation for the role of catecholamines in anxiety. Psychopathology 17 (Suppl 1):83–97

Lin SC, Richelson E (1986) Low levels and lack of function of muscarinic binding sites in human skin fibroblasts from five affectively ill patients and two control subjects. Am J Psychiatry 143:658–660

Mann JJ, Brown RP, Halper JP, Sweeney JA, Koscis JH, Stokes PE, Bilezikian JP (1985) Reduced sensitivity of lymphocyte beta-adrenergic receptors in patients with endogenous depression and psychomotor agitation. N Engl J Med 313:715–720

Matussek N, Ackenheil M, Hippius H, Müller F, Schultes HTh, Wasilewski B (1980) Effect of clonidine on growth hormone release in psychiatric patients and controls. Psychiatry Res 2:25–36

Moises HW, Bering B, Müller WE (1987) Relationship between psychological and biochemical predisposition factors for depression (submitted)

Müller WE (1986) Biochemische Differenzierung von Angst und Depression. In: Helmchen H, Linden M (Hrsg) Die Differenzierung von Angst und Depression. Springer, Berlin Heidelberg New York Tokyo, S 151–166

Müller WE, Filser JG, Spira FJ, Fischer M, Gattaz WF (1987) Untersuchungen zur Frage eines zentralen oder peripheren Ursprungs von MHPG-Sulfat und MHPG-Glukuronid. In: Beckmann H, Laux G (Hrsg) Biologische Psychiatrie. Springer, Berlin Heidelberg New York Tokyo

Nadi NS, Nurnberger JI, Gershon ES (1984) Muscarinic cholinergic receptors on skin fibroblasts in familial affective disorders. N Engl J Med 311:225–230

Peyrin L, Pequignot JM (1983) Free and conjugated 3-methoxy-4-hydroxyphenylglycol in human urine: peripheral origin of glucuronide. Psychopharmacology 79:16–20

Riper DA van, Absher MP, Lenox RH (1985) Muscarinic receptors on intact human fibroblasts. Absence of receptor activity in adult skin cells. J Clin Invest 76:882–886

Siever LJ, Davis KL (1985) Overview: toward a dysregulation hypothesis of depression. Am J Psychiatry 142:1017–1031

Sitaram N, Gillin JC, Bunney WE (1984) Cholinergic and catecholaminergic receptor sensitivity in affective illness: strategy and theory. In: Post RM, Ballenger JC (eds) Neurobiology of mood disorders. Frontiers of clinical Neurosciences, vol 1. Williams & Wilkins, Baltimore London, pp 629–651

Watson M, Vickroy TW, Toeske WR, Yamamura HI (1984) Subclassification of muscarinic receptors based upon the selective antagonist pirenzepine. In: Hirschowitz BI, Hammer R, Giachetti A, Keirns J, Levine RR (eds) Subtypes of muscarinic receptors. TIPS, Suppl 1, pp 9–11

Zerssen D von (1976) Der „Typus melancholicus" in psychometrischer Sicht. Z Klin Psychol Psychother 24:200–220, 305–316

Sachverzeichnis

abnorme Erlebnisreaktion 104
Achsensyndrom
  endogenomorph-schizophren 23–25
  endogenomorph-zyklothym 23–25
affektive Psychosen 21–26, 91, 92, 100–102
  im Alter 91, 92
  biologische Genese 107
  prädisponierende Persönlichkeits-
    merkmale 112
  Psychopharmakotherapie 99–102
  Verlaufsdynamik 100–103
Alterserkrankungen,
  psychische 83–95
  Behandlungsrate 91
  diagnostische Kategorien 83, 95
  Entlassungsrate 91
  Inzidenz 86
  Mortalität 86–91
  natürlicher Verlauf 83, 95
  Prävalenz 83, 84, 86
  Prognose 88, 89, 91, 93
  Prognosenwandel 83, 85, 89, 91, 95
  Rothsche Verlaufsmerkmale 83–85, 92–94
  Versorgungsangebot 95
Amitriptylin 101
Anpassung, soziale 2, 3, 39, 49, 50
Antidepressiva, trizyklisch 99, 101,
  102
außerstationäre Dienste (s. auch
  extramurale psychiatrische
  Versorgung)
  Bedarfseinschätzung 8
  Evaluationsansatz 7, 8
  Versorgungsnachfrage 7
Azetylcholin 108
  Rezeptoren,
  zentrale muskarinartige 109

Behinderung, soziale 2, 3, 7, 40–54
  krankheitsbedingte 2, 6
Behinderungsstudie,
  schizophrene Ersterkrankte 39–54

Carbamazepin 101
CATEGO 3
cholinerg-noradrenerge
  Imbalance 107–109, 118
cholinerge Mechanismen 108
cholinerges System 107, 108, 112
Clonidintest 108

DAS 41
Deinstitutionalisierung,
  schizophrene Behandlung 103
Demenzen (s. Alterserkrankungen) 83–89
  Lebenserwartung 86–89
  Lundby-Studie 86
  Multiinfarktdemenz (MID) 84–86
  senile vom Alzheimer-Typ
    (SDAT) 84–86
  Verlauf 84–86, 88, 89
  Verlaufsuntersuchungen 84–87
  Versorgungseffekt 89
Depression 24, 25, 67–81, 91–93, 99, 101,
  102, 105, 107–119
  biologische Genese 107
  bipolar 24, 25
  Chronifizierung 100, 101
  im höheren Lebensalter
    (s. auch Alterserkrankungen)
    91–93
  major 75, 76, 79, 80
  minor 75, 76, 79, 80
  monopolar-endogen 112
  Pharmakotherapie 99–101
  prädisponierende Persönlichkeits-
    merkmale 112
  unipolar 99, 101, 102, 105
Depressionsforschung, biologisch-
  psychiatrische 107–119
  Azetylcholin 108
    Rezeptoren 109
  biochemische Marker 109
  biochemische Veränderungen 107
  cholinerg-noradrenerge Imbalance
    107–109, 118

Depressionsforschung
  cholinerge Mechanismen   108
  Fibroplastenmodell   109
  MHPG   113–117
  Muskarinrezeptoren   109–112
  noradrenerge Mechanismen   108
  serotonerge Mechanismen   108
depressive Syndrome
  Behandlungsinzidenz   71–74, 77, 78
  Behandlungsprävalenz   70–74, 77, 80
  Belastungsscore   74, 77, 78, 79
  Bewältigungsvermögen   75, 78, 79
  Depressionsscore (SCL)   72, 73, 75, 77, 80
  Depressionsskala (SCL 90)   72
  Diagnoseprävalenz   70, 71, 75, 76
    longitudinal   76, 80
  Diagnostik   67–70
  erstbehandelte   71, 80
  Falldefinition   68–71, 75, 76, 80
  Falldiagnosen   80
  Fallinzidenz   76, 80
  Familienanamnese   72, 73
  Life events   73, 74, 77, 78
  Selbstbeurteilung   70
  Selbstwerteinschätzung   80
  SPIKE   68
  Suizidprävalenz   70
  Symptom-Check-Liste   67–70, 72
  Syndromliste, klinisch   68
  Verlauf   67, 68, 72
Diagnosekriterien, Psychose   3, 21–25
Dopaminhypothese   24, 25
DSM III   24

Einheitspsychose   23
Evaluation extramuraler psychiatr.
    Behandlung   57–65
  Analyseverfahren, modellgeleitet   60, 61, 64
  Auswertungskonzepte   59, 64, 65
  Inanspruchnahmepopulation   59
  Kausalaussagen   59, 60
  outcome Kriterien   58
  Survival-Analyse   62, 63
  Rehospitalisierung   59, 61
Expressed-emotions-Forschung   4–6, 27, 28, 101, 102
extramurale psychiatrische Versorgung
    57–65

Familienanamnese   30, 72, 73
Fibroplastenmodell   109
Forschungsdesign
  catch-up   11, 12
  prospektiv   11, 12, 16, 21, 23, 24
  real-time   11, 12
funktionelle Syndrome   67
  Verlauf   67–81

Gerontopsychiatrie (s. auch
    Alterserkrankungen)   83–95

Hill-Koeffizient   110

Imipramin   101
Inhibitionskonstante   110
IPSS   3, 4
ICD-9-Diagnostik   24

Klassifikationssystem, Psychosen   23, 24
klinische Syndromliste (SL)   68
kognitive Verhaltenstherapie bei
    Depression   101

Längsschnittuntersuchung, milde funktionelle
    Syndrome   67–81
Life-event-Forschung   27, 28
Literaturrecherche, schizophrene
    Psychose   11–17
  Eingangskriterien   12
  Informationsbasis   12
  Katamnesenlänge   12

Maprotilin   101
Marker, biochemische   109
MHPG   113–117
  freies   114, 115
  Gesamtausscheidung   114, 115
  Glukuronid   114–118
  Sulfat   114–118
  urinäres   114, 115
  zentraler Noradrenalinumsatz   114
Multiinfarktdemenz (MID) s. Demenzen
Muskarinrezeptoren   109–112
  Hill-Koeffizienten   110
  Inhibitionskonstante   110
  M1/M2-Rezeptoren   111, 112
  Stereospezialität   110

Neuroleptika   4, 5, 27–29, 99, 102, 103
Noradrenalinumsatz, zentral   114
noradrenerge Mechanismen   108
noradrenerges System   107, 108, 113, 118
Normalitätskonzept
  biologisch   1
  sozial   2

paranoide Psychose, höheres Lebensalter
    (s. auch Alterserkrankungen)   93, 94
Persönlichkeitsfaktoren   5, 22–25, 27, 34, 112
Pharmakotherapie   28–30, 93, 94, 99–105
  affektive Störung   100–102
  Amitriptylin   101
  Antidepressiva   99, 101, 102
  depressive Syndrome   99–102
  Frühbehandlung   102

Hospitalisationsdauer 102
Imipramin 101
Langzeitprognose 102
Lithium 100, 101, 105
Maprotilin 101
Neuroleptika 4, 5, 27–29, 99, 102, 103
Syndromwandel 102–105
Thymoleptika 99
Physostigmin 107
PIRS 41
prädisponierende Persönlichkeitsmerkmale 25, 112
prämorbide Persönlichkeit (s. auch Persön-lichkeitsfaktoren) 5, 22
PSE 41, 44
Psychological Abstracts 12
Psychose
affektiv 21–26, 91, 92, 100–103
endogen 23
funktionell 25
paranoid 93, 94
schizophren 21–25, 30, 102–105
schizophreniform 23
zyklothyme 21–26
Rapid Cycling 101
REM-Schlaflatenz 108
Reserpin 107

schizoide Psychopathie 103–105
Schizophrenie 1–8, 21–35, 39–54, 99, 100, 102–105
auslösende Belastungen 4, 5, 104
Behandlungsverlauf 102, 103
Behinderungsniveau 7
Chronifizierung 103, 104, 105
Denkstörung 5, 6, 24
Diagnosekriterien 21–25
dynamische Entgleisung 23, 24
dynamische Entleerung 23, 24
Entwicklungsländer 5
Erhebungsinstrumente 7
Erstrangsymptome 25
Exazerbation 4, 5
gemischte Residuen 102
internationale Pilotstudie 3–5, 27
intrinsische Behinderung 2, 6
Inzidenzrate 3–5
Katamnesen, Langzeit 1–4, 11, 17, 22, 99–102
Katastrophenschizophrenie 102, 103, 105
kognitive Störung 5, 6
Konstrukt 2
Krankheitsmodell 2
Minussymptome (s. auch negative Schizophrenie) 3, 5, 6, 7, 44, 47, 48
negative (s. auch Minussymptome) 24, 25, 28

Pharmakotherapie 4, 5, 27–30, 99–103
Plussymptome (s. auch positive Schizophrenie) 3, 5, 44, 47
positive (s. auch Plussymptome) 24, 25, 28
psychologische Funktionseinschränkung 41
Residualsyndrome 101
soziale Anpassung 2, 3, 39, 49, 50
soziale Behinderung 2, 3, 7, 40–54
soziale Prognose 3–5
Spontanverlauf 100
Streß 4, 5
Symptomwechsel 25, 26, 102–104
Verlauf 1–3, 5, 8, 22–30, 39–54, 99, 100, 102–105
Verlaufseigendynamik 30–35, 103–105
Verlaufspolymorphismus 100, 102
Vulnerabilität 4, 27
Zustandsbild 2, 3
Zwillinge, monozygot 30–35
Schlafforschung 108
senile Demenz vom Alzheimer-Typ (SDAT) s. Demenzen
senile Vergeßlichkeit (s. auch Alters-erkrankungen) 84
SPIKE 68
Stereospezialität 110
Studien, naturalistische 42
Symptom-Check-Liste (SCL-90) 67

Tellenbachscher Typus melancholicus 112
Trizyklika 101

Umweltfaktoren 4, 5, 26–30

Vanillinmandelsäure 114, 116
Verlauf, schizophrene Psychose 1–8, 21–35, 39–54, 99–100, 102–105
Alter bei Erstmanifestation 4, 25–26
Dimension 40, 41, 43, 44, 48, 53, 54
Disability 40, 41, 43, 46, 52, 54
Faktorenanalyse 44, 46
Geschlecht 4, 25–26
Gestaltfaktor (auch gestalthafter Krankheitsfaktor) 22–25, 27, 34
Impairment 40, 41, 43–48, 51–54
Konstrukte, zentrale 43, 44, 51–54
korrelative Zusammenhänge 44, 48, 51, 52
Lebensereignisse 27
Meßebene 41, 43, 44, 52, 53
Minussymptomatik 44
natürlicher 1, 39, 40, 42, 54
Negativfaktor 46
Negativsymptomatik 44, 47, 48

Verlauf
  Persönlichkeitsfaktor   22–25,
    27, 34
  Positivfaktor   46
  Positivsymptomatik   44, 47
  psychischer Umwelteinfluß   26, 27
  psycho-soziale Therapie   28, 29
  somatische Therapie   28, 29
  somatischer Umwelteinfluß   26–28
  Therapeutenvariable   29, 30
  Umweltfaktoren   4, 5, 26–30
  Untertypen   39, 40
  Verlaufstypen   40, 53
  Zwei-Typen-Modell   47
Versorgung, extramural psychiatrische
  57–65

Beobachtungsstudien   60, 64
  Evaluation   57–65
  Krankenhausvariablen   58
  Reform   57–59
Verwirrtheitszustände (s. auch
  Alterserkrankungen)   89, 90
Vulnerabilität   4, 27

Wachstumshormonfreisetzung   108
Wahnkranke   23, 24
WHO-Mehrländerstudien   3, 4, 27,
  28, 40, 41

Zyklothymie   23–26, 100, 101
  Diagnosekriterien   23, 24
  Pharmakotherapie   100, 101